孕产康小宝典

——教你做产检

黎君君　梁旭霞　主编

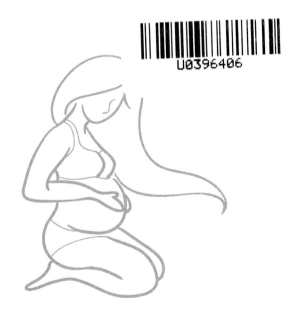

广西科学技术出版社

图书在版编目（CIP）数据

孕产康小宝典：教你做产检 / 黎君君，梁旭霞主编.
—南宁：广西科学技术出版社，2021.10（2023.11重印）
ISBN 978-7-5551-1679-0

Ⅰ.①孕… Ⅱ.①黎…②梁… Ⅲ.①妊娠期—妇幼
保健—基本知识 Ⅳ.① R715.3

中国版本图书馆 CIP 数据核字（2021）第 205051 号

Yunchankang Xiaobaodian—Jiaoni Zuo Chanjian
孕产康小宝典——教你做产检
黎君君　梁旭霞　主编

责任编辑：黎志海　韦秋梅　　　封面设计：梁　良
责任印制：韦文印　　　　　　　责任校对：冯　靖

出 版 人：卢培钊
出版发行：广西科学技术出版社　　地　　址：广西南宁市东葛路 66 号
邮政编码：530023　　　　　　　　网　　址：http://www.gxkjs.com

经　　销：全国各地新华书店
印　　刷：北京虎彩文化传播有限公司

开　　本：890 mm × 1240 mm　1/32
字　　数：94 千字　　　　　　　印　　张：3.5
版　　次：2021 年 10 月第 1 版　　印　　次：2023 年 11 月第 2 次印刷
书　　号：ISBN 978-7-5551-1679-0
定　　价：35.00 元

编委会

序 言

  近年来，随着我国经济社会的高速高质发展，人民群众生活水平日益提高，对生育的要求也日益提升。2021年国家开始全面实施"三孩政策"，对新时期妇幼健康工作和广大围产保健工作者提出了全新挑战。

  国务院印发《健康中国行动（2019—2030年）》，是高健康绩效的有效策略，是解决健康问题的现实指南。生命最初的1000天是指从女性怀孕到宝宝出生之后的两岁，这是一个人生长发育的机遇窗口期。健康教育是重中之重。《孕产康小宝典——教你做产检》是一本"你问我答"式的科普书籍，通过提问对答的方式指导广大孕妈妈、新手妈妈及家庭成员如何最大程度安全、高质量、平安地度过围生育期。本书的出版，可提高民众保健意识，增强优生优育的主动性、积极性，是践行《健康中国行动（2019—2030年）》中"健康知识普及行动"和"妇幼健康促进行动"的具体表现，对保护妇女儿童健康权益、维护生殖健康起到推进作用，有助于提高国民健康。

  本书内容涵盖备孕、孕期保健、入院待产、产后的科学康复指导以及母乳喂养、新生儿的护理等与妊娠、分娩、育儿相关的全周期管理及科普性医护指导。章节按妊娠时间轴设计，分类条理性好，便于查找，内容通俗易懂，部分章节附有实操示意图，实用性强，具备可操作性及指导性，可提高围产期保健及高危孕产妇管理水平，体现优生优育保健管理效果。

本书既适合所有孕产妇及家属阅读，也适合备孕女性及家属阅读。衷心希望《孕产康小宝典——教你做产检》能为基层围产保健工作者、产科住院医师规范化培训学员等相关人员在广大孕产妇诊疗及科普方面提供帮助，惠及广大育龄妇女。

本书编写过程中，编者力求突出科普实用性，难免出现不妥与瑕疵，期待广大读者在阅读、学习本书过程中给予批评指正，以期更好地为广大孕产妇及家属服务。

编者

2021 年 8 月于广西南宁

广西壮族自治区人民医院产科简介

广西壮族自治区人民医院是广西首批国家级"爱婴医院"，是全国指定的出生缺陷监测定点医院之一。广西壮族自治区人民医院产科（以下简称产科）集预防、保健、医疗、科研、教学、康复于一体，是国家孕产期保健特色专科建设单位、国家母婴安全优质服务单位、国家级住院医师规范化培训妇产科重点专业基地、自治区临床重点专科、自治区妇幼健康服务重点（建设）学科、自治区孕产妇危急重症救治中心、广西助产专科护士临床培训基地、广西产前诊断中心、全国第一批分娩镇痛试点单位、地中海贫血产前诊断中心、双胎妊娠规范化管理提升项目试点单位及双胎妊娠规范化门诊。服务范围涉及普通产科、胎儿医学、母胎医学、产后康复等，开展围生期保健、优生优育咨询、产前筛查、产前诊断、高危妊娠保健及管理、分娩期监护及处理、危重孕产妇救治、新生儿疾病筛查、产后康复、盆底功能障碍疾病防治等，侧重危急重症、妊娠并发症的诊疗；开展麻醉镇痛分娩、远程胎监、介入治疗、宫内治疗、臀位外倒转术、产前诊断技术。产科的医疗设备先进、技术力量雄厚、人才梯队合理，拥有多名国家级、自治区级爱婴医院评估员及国家级母乳喂养顾问。多名专家兼任各类协会主任委员及委员，经常受邀讲学、会诊、抢救、手术；多名专家担任基础医院产科的技术主任，产科年分娩量6000人次左右。通过开展麻醉分娩镇痛、导乐陪伴分娩技术等，多措并举促进自然分娩，降低剖宫产率，增进母婴健康。产科建立远程胎监诊断会诊系统，承担广西危急重症孕产妇接收及救治任务，联合相关专科开展"多学科联合救治危重孕产妇"的先进管理模式，极大地提高母婴抢救的成功率。经过多年努力，产科荣获"全国改善医疗服务构建医患关系先进集体""全国人文科室""自治区巾帼文明岗""自治区卫健委优秀基层党组织""自治区青年文明号""全国医院品管圈大赛一等奖""全国盆底功能障碍防治先进集体""2020年度母婴健康教育优秀宣教单位""母乳喂养提升计划优秀项目医院"等荣誉，成功申报国家基金、广西壮族自治区科学技术厅计划项目、广西壮族自治区卫生健康委员会重点和自筹科研、南宁市青秀区计划项目，发表SCI文章多篇，多次荣获广西医疗卫生适宜技术推广奖二等奖、三等奖，出版《实用产科手册》，参编专业专家共识3次。

产科将以精湛的技术、先进的设备、优质的服务竭诚为广大孕产妇提供高质量医疗诊疗服务。

联系电话：

0771-2186086（产科门诊）

0771-2186456（母乳喂养热线）

0771-2186470、0771-2186380（产科一区）

0771-2186303（产科二区）

0771-2186915（产科三区）

0771-2186786（产后康复）

目 录

第一章　备孕

（一）备孕五大原则

（1）健康的生活方式：不抽烟、不喝酒、不熬夜、不暴饮暴食。

（2）良好的心理状态：孕前不好的心理状态可能会影响到排卵，降低受孕的概率，甚至会延续到孕期。

（3）适量的运动：规律的运动节奏，合适的运动量，适合自己的运动方式。

（4）均衡的饮食结构：荤素合理搭配，参考中国人健康饮食金字塔，争取调整体重指数达标。

（5）合理的睡眠时间：每天保证 7 ～ 8 小时睡眠时间。

（二）什么年龄做什么事情

生娃要趁早，二十来岁真正好！

备孕时间：20 ～ 34 岁是较佳的生育年龄，需提前 3 ～ 6 个月开始备孕。

（三）女性备孕需要做哪些检查

孕前检查：女性一般检查包括妇科检查、子宫附件超声、内分泌功能检查、白带常规、尿常规、血常规、地中海贫血筛查、TORCH（优生 8 项）、免疫四项（艾滋病、梅毒、丙肝、乙肝）、肝肾功能等，目的是了解女性健康状态并进行相应的指导。

（四）什么时候开始吃叶酸

孕前 3 个月开始补充叶酸，每天补充 0.4 ～ 0.8 mg。曾经生育过神经管缺陷患儿者，需每天补充叶酸 4 mg。

（五）流产或剖宫产后多久能再次怀孕

建议自然流产 6 个月后再怀孕。

剖宫产后 9 ～ 15 个月可再次怀孕；两次妊娠分娩之间的理想时间间隔是 2 ～ 5 年。

（六）备孕家里宠物怎么办

备孕及孕期，家里的宠物要定期体检、定期打疫苗、定期驱虫，不直接接触猫粪，做好宠物卫生及居住环境卫生，确保不造成人体感染。建议备孕期间进行 TORCH 筛查。

（七）备孕期哪种情况需要寻求专家帮助

如有以下问题请寻求产科专家咨询：2 次及以上自然流产、死胎史、年龄超过 35 岁、家族遗传病史、有各种内外科并发症、有生殖方面问题。

（八）备孕期间喝酒了怎么办

原则上备孕期间不喝酒，喝酒以后发现怀孕也不要轻易放弃，应及时咨询专业医务人员。

（九）备孕期间我需要减肥吗

备孕时控制体重，以良好的身体状态备孕；肥胖不仅增加孕妇自身风险，还会给胎儿带来危害。孕前身体质量指数（BMI）尽量控制在 18.5 ～ 24.9。

（十）备孕可以打疫苗吗

备孕及孕期可以接种类毒素、灭活疫苗，如破伤风类毒素、流感疫苗、百日咳、白喉、狂犬疫苗、乙型肝炎病毒疫苗、脑膜炎球菌疫苗，这些疫苗与胎儿不良妊娠结局无关。接种减毒活疫苗（麻疹、腮腺炎、风疹、水痘、带状疱疹疫苗）、流感减毒活疫苗（LAIV）、卡介苗（BCG）、脊髓灰质炎疫苗建议计划妊娠前 1 个月或更长时间接种；孕期避免接种活病毒活疫苗。接种新冠肺炎病毒疫苗后，建议 3 个月后再备孕；如果在疫苗接种后发现怀孕，应及时咨询专家。

（十一）备孕遇上辐射怎么办

备孕期尽量避免电离辐射（X 线、CT、造影等）以及有毒有害物质。单次、低剂量的 X 线是安全的，磁共振成像（MRI）及超声检查也是安全的。

（十二）烟民备孕需要戒烟吗

建议备孕期至少戒烟 1 个月（最好 2 ～ 3 个月）再尝试怀孕。

（十三）我是 O 型血，遇上非 O 型血的老公怎么办

母亲是 O 型血，如果父亲的血型是 A 型、B 型或 AB 型，第一次妊娠时会在母亲的血液中产生抗 A 和（或）抗 B 抗体。在下一次怀孕时，如果胎儿与母亲血型不同，少数会发生胎儿宫内溶血或新生儿溶血性黄疸，产后需加强新生儿黄疸的监测。

（十四）稀有血型（Rh 阴性）的女性备孕需要注意什么

Rh 阴性血的女性首次妊娠不会发生胎儿 Rh 溶血，再次妊娠发生胎儿 Rh 溶血的概率是 1/20，所以 Rh 阴性血的女性不要盲目流产，流产后要注射抗 Rh（D）免疫球蛋白。既往生过新生儿溶血的女性，若再次妊娠，体内的免疫球蛋白抗体（IgG）将处于较高值，不适宜即刻怀孕，需药物治疗将体内抗体效价下降至最低值时再受孕。

（十五）口服紧急避孕药后怀孕怎么办

口服紧急避孕药后怀孕可以继续妊娠。

（十六）慢性乙型病毒性肝炎患者要如何备孕

（1）肝功能正常者可备孕。

（2）如肝功能异常经治疗恢复正常，且停药 3 个月以上复查肝功能正常可备孕。

（3）使用干扰素期间必须避孕。

（4）阿德福韦酯和恩替卡韦在妊娠前 6 个月和妊娠期禁用。

（5）替诺福韦和替比夫定在孕中晚期使用对胎儿无明显影响。

（6）慢性乙肝患者在治疗期间意外怀孕：使用干扰素抗病毒治疗者，终止妊娠；口服核苷（酸）类似物患者到产科肝病门诊咨询。

（十七）备孕男性要做什么

（1）男性备孕时要远离高温环境、污染、辐射、烟酒、桑拿、土耳其浴等，长期禁欲，不穿紧身裤或牛仔裤。

（2）男性在备孕期间也可以适当补充叶酸，有助于将身体调整到比较好的健康状况。

（3）男性备孕前一般检查包括血常规、地贫筛查、肝肾功能及免疫四项等，目的是了解男性的基本身体状态。

（4）男性为慢性乙型病毒性肝炎者：如使用干扰素治疗，需停药 6 个月后备孕；口服核苷（酸）类似物治疗可考虑备孕。

参考文献

[1] 段涛 . 听段涛聊孕事 [M]. 北京：人民卫生出版社，2017.

[2] 坎宁根，列维诺，布鲁姆，等 . 威廉姆斯产科学（第 25版）[M]. 杨慧霞，漆洪波，郑勤田，译 . 北京：人民卫生出版社，2020.

第二章 孕期保健

一、产检

（一）第一次产检（发现怀孕至 10 周前）

超声检查（孕 6～8 周）：检查妊娠囊的位置、大小、数目及有无胎心搏动，确定单胎或多胎，排除异位妊娠，了解子宫附件情况；估算孕周及预产期；超声提示有胎心以后预约胎儿 NT 彩超检查。

早孕期是孕妈妈的第一次产检，超声提示有胎心后，立卡建档，需要空腹抽血，进行常规产前检查与高危因素评估，领取《母婴健康手册》。建议同时完善爱人相关检查。

（二）第二次产检（孕 11～13 周 +6 天）

（1）NT 检查（孕 11～13 周 +6 天）。核定孕周，测量胎儿有无畸形及颈项透明层厚度（NT 值）。如果 NT ≥ 2.5 mm 时，需要引起重视；NT ≥ 3.0 mm 或胎儿发育异常需行产前诊断排除胎儿染色体疾病。双胎妊娠同时确定单绒或双绒。

（2）人体成分分析。人体由体脂肪量、无机盐、蛋白质、细胞外液、细胞内液等基本成分组成。进行人体成分分析能够比较准确地反映人体肌肉、水分和脂肪的含量，科学评估妊娠期母体体质量变化，以便对孕妈妈进行临床指导。自立卡开始每月需做一次，动态观察体质量变化。

（3）有绒毛取材产前诊断指征的孕妈妈应在孕 12 ～ 14 周进行绒毛穿刺取材，根据医生预约的时间准时来医院检查。

（三）第三次产检（孕 15 ～ 19 周 +6 天）

从第三次产检开始，孕妈妈每次必须做基本的检查，包括称体重、量血压、测宫高和腹围、听胎心等，若有任何不适及时告诉医生。此期需行唐氏综合征检查或无创产前基因检测（NIPT）检查，必要时需行羊膜腔穿刺术。

1. 什么是唐氏综合征

唐氏综合征（Down's 综合征）又名先天愚型，是各种原因导致胎儿 21 号染色体多了 1 条，从而表现出以智力缺陷为主的、最常见的染色体疾病，发生概率为 1/800 ～ 1/600。

2. 唐氏综合征主要表现

唐氏综合征主要表现为严重智力低下、特殊面容（面容呆滞、眼距宽、耳位低、鼻根低平、伸舌流涎等），精神体格发育迟滞，50% 患儿伴有先天性心脏病、消化道畸形，生活不能自理。

3. 唐氏综合征检查

（1）血清学筛查（孕 15 ～ 20 周 +6 天）。筛查胎儿有无 21-三体、18- 三体、神经管缺陷的高风险。不要求空腹，但也不能过饱。如果错过检查时间，可以通过 NIPT 进行筛查。一般检查 2 周后拿到结果。

（2）NIPT（孕 13 ～ 26 周 +6 天，最佳时间为孕 13 ～ 22 周 +6天）。NIPT 是采集孕妈妈静脉血，采用新一代 DNA 测序方法对母体血浆中胎儿游离 DNA 片段进行测序，筛查胎儿罹患 21- 三体综合征、18-三体综合征、13-三体综合征疾病的风险。此检查取样简单，无须穿刺，无创伤，检出率远远高于唐氏综合征检查。采血后 12 ~ 14 个工作日领取结果。NIPT 检测结果为高风险，应进行侵入性产前诊断。

（3）唐氏综合征检查不适用的人群。①生育过染色体异常胎儿的孕妇或夫妇一方有明确染色体异常的；②一年内接受过异体输血、移植手术、细胞治疗或接受过免疫治疗的孕妇；③孕期合并恶性肿瘤；④胎儿影像学检查怀疑有染色体异常可能的；⑤各种基因病的高风险人群。

4. 羊膜腔穿刺术检查胎儿染色体核型（孕 17 ~ 22 周）

（1）羊膜腔穿刺术检查胎儿染色体核型在孕 17 ~ 22 周进行，主要针对高危人群。羊膜腔穿刺术通常用于染色体疾病的确诊检查以及某些遗传疾病的判定。在 B 超的引导下，用穿刺针穿过腹壁刺入宫腔，取出 20 毫升羊水样本，然后通过 7 ~ 14 天的培养得出染色体核型结果，再分析染色体是否发生畸变。

（2）哪些孕妈妈需要做羊膜穿刺术？如果有以下任何一种情况就要考虑做羊膜穿刺术：35 岁以上的高龄孕妇；曾经生过有缺陷的宝宝；家族里有出生缺陷史；夫妇一方是染色体异常者或平衡异位的携带者；唐氏综合征筛查高风险，超声检查发现胎儿颈项透明层异常或发育异常。

（3）做羊膜腔穿刺术疼吗？需要麻醉吗？会伤到宝宝吗？多数孕妈妈在刚穿刺时只会感觉轻微疼痛，类似肌肉注射痛，是可以承受的。做羊膜腔穿刺术不使用麻醉药，在这过程中，医生会在 B 超引导监护下避开胎儿及胎盘，穿刺耗时 5 ~ 10 分钟。术后休息 30 分钟后就可以正常活动。羊膜腔穿刺风险是比较低的、可控的、可接受的。

（4）NIPT能否替代侵入性产前诊断？①高龄孕妇生育染色体异常胎儿的概率高，首选侵入性产前诊断；② NIPT暂无法准确检测出染色体的微缺失、微重复以及结构异常，当超声检查发现胎儿存在结构异常时，仍需进行侵入性产前诊断；③考虑胎儿可能为严重的单基因病时，需做侵入性产前诊断；④筛查低风险并不意味着没有染色体异常风险，需结合胎儿系统B超，必要时仍需行侵入性产前诊断。

（四）第四次产检（孕 20 ～ 23 周 +6 天）

（1）妊娠高血压预测（孕20周以后每月需进行1次）。

（2）胎儿四维B超检查。主要是进行胎儿体表和结构方面的检查，俗称大排畸，能检查出大部分的胎儿缺陷，比如胎儿体表、神经系统、心脏、四肢等方面发育的异常。

（3）彩超检查。彩超检查是用来监测胎儿发育情况的，在整个孕期共需做4～5次彩超检查，如果有孕期并发症的，做彩超检查的次数会相应增加。彩超检查对胎儿是没有影响的，孕妈妈不必担心，最好按照产检医生的建议配合做好检查。

（五）第五次产检（孕 24 ～ 27 周 +6 天）

妊娠期糖尿病筛查：行75 g口服葡萄糖耐量试验（OGTT），检查孕妈妈是否患有妊娠期糖尿病。

妊娠期糖尿病筛查前3天要避免摄入高糖分食物，检查前需空腹12小时，抽血前一天晚上8时以后不再进食。孕妈妈提前在家将75 g葡萄糖粉与300 ml温水摇匀并携带好，于上午9时前空腹到医院抽第一次血，抽血后在5分钟内喝完配好的葡萄糖水，从喝第一口时开始计时，1小时和2小时后分别抽血测血糖，抽完3次血后才能进食。

OGTT 正常值标准为空腹血糖 < 5.1 mmol/L，餐后 1 小时血糖 < 10.0 mmol/L，餐后 2 小时血糖 < 8.5 mmol/L，任意一项大于或等于正常值，就诊断为妊娠期糖尿病。

妊娠期糖尿病可怕吗？妊娠期糖尿病是指妊娠期间发生的不同程度的糖代谢异常。孕妈妈可以在医生的指导下进行饮食、运动控制，多数人可以将血糖控制在正常范围，若血糖控制不满意，可以在医生的指导下进行胰岛素治疗。胰岛素对胎儿是安全的，孕妈妈们不必担心。

（六）第六次产检（孕 28～30 周）

1. 胎儿脐血流监测

孕 28 周开始监测胎儿脐血流，通过检测胎儿脐动脉收缩期最高血流速度（S）与舒张期最低血流速度（D）的比值（S/D 值）、阻力指数及搏动指数等指标来反映胎盘循环情况，是孕期监测胎儿在宫内的一种无创手段，如可监测胎儿宫内生长是否受限等。

脐血流比值升高的原因有哪些，有何危害？脐血流比值升高的原因可能有脐带异常、胎儿畸形、胎盘功能不良、胎儿生长受限、妊娠期高血压疾病。脐血流比值升高，轻者胎儿缺血缺氧、发育迟缓，严重者可出现胎死宫内。

2. 学会监测胎动

孕 28 周以后，产检改为每两周 1 次，异常者需增加检查次数。此时胎动逐渐规律，孕妈妈要注意胎动，寻找自己宝宝胎动的规律，发现异常要及时就医。胎动一般在下午或晚上较活跃，采用半卧斜靠，胎动的感觉会更加明显，不建议长期平躺。

（1）自数胎动的重要性：正常的胎动是胎儿健康的象征之一，

胎动急剧增加或减少是胎儿宫内缺氧的信号。孕妈妈若能及时发现胎动异常，尽快到医院就诊，往往可以使胎儿转危为安。

（2）胎动的感觉有很多种，如扭动、踢腿、翻滚、一跳一跳、冒泡泡、像鱼在游泳……胎动的动作千变万化，所以每个孕妈妈的胎动感觉会有所不同。在不同的孕周，胎动也会有所变化。

孕 16～20 周，此时胎儿运动量不是很大，孕妈妈通常觉得这个时候的胎动像鱼在游泳，或咕噜咕噜地吐泡泡。

孕 21～35 周，此时胎儿活泼好动，孕妈妈能感觉到拳打脚踢、翻滚等各种大动作，甚至还可以看到肚皮上突出小手小脚。

孕 36 周至分娩，此时胎儿几乎撑满整个子宫，胎动没有以前频繁。

（3）自数胎动的方法：目前推荐比较多的标准是 2 小时内胎动不少于 10 次。如果少于 10 次，建议到医院进行胎心监护或 B 超生物物理评分；如果胎动比较频繁，比正常增加 50% 以上或胎动频繁后又出现胎动减少，2 小时少于 10 次，可能有胎儿缺氧的现象，建议及时就医。

需要注意的是，有些胎儿连续动，时间会比较长，但不管动多久，只能是算一次，一般认为至少胎儿要停下数分钟之后才能算另外一次。很多孕妈妈提到胎儿"打嗝"是否是胎动，"打嗝"是胎动，同样连续"打嗝"只能算一次胎动，间隔数分钟再次"打嗝"才能算另一次胎动。

（七）第七次产检（孕 30～32 周）

1. 系统超声检查

系统超声检查俗称小排畸，主要检查胎儿各系统有无畸形及监测胎儿生长发育情况，了解胎儿生长发育状况以及胎位、羊水量、胎盘位置及脐带等是否有异常。

2. 检查胎位

胎儿主要有头位、臀位及横位几种姿势。头位中的"枕前位"是最理想的胎位，胎儿背朝前，两手交叉于胸前，头俯曲，枕部最低，更有利于完成分娩机转，易于分娩；横位和臀位则是胎位不正。孕32周后胎儿姿势和位置相对固定，如果胎位还是不正，羊水量适宜，无脐带缠绕及腹壁松弛，孕妈妈有意愿纠正胎位，可在医生指导下进行纠正。

3. 臀位转头位方法

以下方法请在医生的专业指导下选择。

（1）胸膝卧位。在饭前或饭后2小时，或在早晨起床及晚上睡前做，应先排空膀胱，松开裤带。双腿分开与肩同宽，跪在床上，双腿弯曲成直角，大腿与地面垂直，胸与肩尽量贴近床面，两手及脸侧贴住床面。维持此姿势约2分钟，慢慢适应后逐渐增加至15分钟，每天做2～3次，一周后复查。

（2）臀位矫正运动。运动前孕妇着宽松衣服，排空膀胱，伴随着舒缓的音乐，在医护人员的指导下进行。采用臀倾斜、侧卧及摇摆骨盆等运动使子宫下段变得更加平衡，重心移到胎儿的头上，重力向下的惯性使胎儿转为头位。

（3）外倒转术。对于孕晚期臀位，最有效的纠正方法是外倒转术，就是医生在超声的监护下，用两只手在孕妈妈腹部连续推动胎儿，使之转为头位。外倒转术一般在孕36～37周进行。使用外倒转术的注意事项：一是在此之前胎儿有自行转过来的可能性；二是该孕周羊水的量比较充足，可以有足够的空间让胎儿在宫内旋转；三是一旦发生意外情况（胎盘早剥、胎膜早破、脐带缠绕），可以紧急剖宫产娩出胎儿，这阶段胎儿已经成熟，不担心早产儿的后果。

臀位外倒转术成功率差异很大，应找有经验的医生施行外倒转术。

（八）第八次产检（孕 32 ～ 34 周）

1. 电子胎心监护

孕 32 周开始进行电子胎心监护，直至分娩。电子胎心监护能连续观察并记录胎心率、宫缩及胎动情况，医师通过图形分析能客观评估胎儿宫内状况，了解有无缺氧情况。

对于有高危因素的孕妈妈，除例行产检进行胎心监护外，建议孕晚期在家里行远程胎心监护。每次监护的时间大约为 20 分钟，如果发现异常，适当延长胎心监护时间。胎心监护情况不佳的孕妈妈需要住院监护。

做胎心监护 30 分钟至 1 小时前吃些食物，做胎心监护之前最好去趟洗手间，因为胎心监护的时间最长可能超过 40 分钟。孕妈妈要保持情绪稳定及良好休息，不要过度劳累，不要喝含有咖啡因的饮料。

产时胎心监护分 3 类（Ⅰ类、Ⅱ类、Ⅲ类），产前胎心监护分正常 NST、不典型 NST 和异常 NST，概念定义描述都不一样。

2. 远程胎心监护

远程胎心监护更安全、更便捷。

（1）远程胎心监护是传统的胎心监护技术与互联网技术、移动通信技术的最新结合，通过手机下载 APP 软件，实现随时随地监测，上传后由专业医生实现远程判图的最新技术，可以大大改善围产结局。

（2）对有高危因素的孕妇来说，孕妇及胎儿有较高的危险性，而每天到医院进行胎心监护既耽误时间，也会造成医疗资源的浪费。远程胎心监护既可以实现日常监护，也可以在出现特殊不适时随时监护，将监护结果上传问医，得到医生及时专业的指导，相当于给孕妇提供了一个专属的家庭医生。

（3）哪些孕妇更需要远程胎心监护？既往有过不良孕产史；存在妊娠并发症，如心脏病、高血压、糖尿病、贫血、肝炎、肝内胆汁淤积症、肾炎、系统性红斑狼疮等；一些妊娠期间的异常情况，如脐带绕颈、羊水过多或过少、胎盘位置异常等；无高危因素的孕妇也可以进行日常监护。

注意：远程胎心监护是对常规产检的有益补充，但不能取代常规产检。

（九）第九次产检（孕 34 ～ 36 周）

第九次产检（孕 34 ～ 36 周）主要是 B 族链球菌（GBS）检测。B 族链球菌是导致新生儿感染的主要原因。孕期不需要干预，但在临产分娩或胎膜破裂时可能会感染新生儿，需要生产时用抗生素预防。取样：孕 36 周左右产检时取阴道中下 1/3 及肛门周围分泌物进行 B 族链球菌检查。

（十）第九次产检以后

第九次产检以后，孕 36 ～ 40 周每周产检 1 次，孕 40 ～ 41 周每 3 ～ 5 天产检 1 次。

超声检查在孕 38 周、孕 40 周各进行 1 次，主要检查胎盘成熟度以及胎儿的生长发育情况等，对胎儿体重进行估计，评估分娩方式，不涉及胎儿结构检查。

孕 40 周有可能出现不规律的宫缩，孕妈妈感觉活动多或憋尿后腹部有发硬感，这些是正常反应，不合并见红、腹痛或次数过多就不必过分担心。从 36 周开始，产检变为每周 1 次，此阶段的孕妈妈可开始准备一些生产用的物品，以免生产当天太过匆忙，手忙脚乱。当出现阴道流液、流血或腹痛时应及时就医或住院。

合并高血压、糖尿病、心脏病及系统性红斑狼疮等疾病的孕妈妈应遵医生指导定期产检，必要时增加产检的次数或住院治疗。

二、产检列表

产检列表见表 2-1。

表 2-1 产检列表

产检时间	是否空腹	基础检查	抽血检查	B 超	其他检查	下次产检时间
孕 6~8 周	否	无	无	B 超确定宫内怀孕	无。如有既往不良孕产史、先兆流产征兆、内外科并发症等，根据医生建议完善相关检查	

续表

产检时间	是否空腹	基础检查	抽血检查	B超	其他检查	下次产检时间
孕8~11周（超声提示：宫内孕，有心管搏动即可立卡）	是	立卡：完善保健手册的填写，测血压、身高、体重，进行人体成分分析，完成助产士门诊咨询	血常规、血型、肝肾功能、空腹血糖、乙肝、梅毒、艾滋病（HIV）、丙肝（HCV）、甲状腺功能、地中海贫血、TORCH、铁蛋白、G-6-PD、糖化血红蛋白等	预约胎儿NT彩超，必要时检查肝、胆、胰、脾、双肾、双输尿管超声	尿常规、白带常规+BV、生殖道支原体+衣原体+淋球菌、心电图	孕11~28周每4周产检1次
孕11~13周+6天	否	血压、体重	无。如前次检查有异常，遵医嘱复查	胎儿NT彩超		
孕14~19周+6天	否	血压、体重、宫高、腹围、听胎心	唐氏综合征、无创DNA、羊膜腔穿刺产前诊断（顺口溜"准产检，不能晚，问医生，三选一"）	有高危风险于孕16~19周复查胎儿B超。预约胎儿三级（四维）超声		
孕20~23周+6天	否	血压、体重、宫高、腹围、听胎心、妊娠高血压预测、人体成分分析		胎儿四维超声		
孕24~27周+6天	是	血压、体重、宫高、腹围、听胎心、人体成分分析、妊娠高血压预测	口服葡萄糖耐量、血常规、肝肾功能、铁蛋白	无	尿常规	

续表

产检时间	是否空腹	基础检查	抽血检查	B超	其他检查	下次产检时间
孕28~31周+6天	否	血压、体重、宫高、腹围、听胎心、脐血流监测、人体成分分析、助产士门诊	无	预约孕32周超声	无	孕28~36周每2周产检1次
孕32~33周+6天	是	血压、体重、宫高、腹围、胎位、胎心监护、脐血流监测、妊娠高血压预测	血常规、肝肾功能、铁蛋白	孕30~32周胎儿彩超（孕34周预约孕38周超声）	尿常规	孕28~36周每2周产检1次
孕34~35周+6天	否	血压、体重、宫高、腹围、胎位、胎心监护、脐血流监测、人体成分分析	无		分泌物GBS检测（孕35~37周）	孕28~36周每2周产检1次
孕36~40周（评估母胎情况，选择分娩方式）	孕38~39周空腹	血压、体重、宫高、腹围、胎位、胎心监护、脐血流监测、助产士门诊	血常规、肝肾功能、乙肝两对半、梅毒、HIV、HCV、糖化血红蛋白	孕38周胎儿超声	尿常规、心电图	孕36~40周每周产检1次
孕40~41周（根据情况入院待产）	否	血压、体重、宫高、腹围、胎位、胎心监护、脐血流监测	无	孕40周复查胎儿超声	无	孕40周至入院3~5天产检1次

备注：孕22～25周行胎儿四维超声、孕30～32周行胎儿系统超声、孕36～38周行胎儿系统超声，均需要提前预约！请让您的产检医生开单，然后请您牢记孕周，移步至超声科自行预约。

三、产前筛查

（一）产前筛查补助流程

产前筛查补助流程如图 2-1 所示。

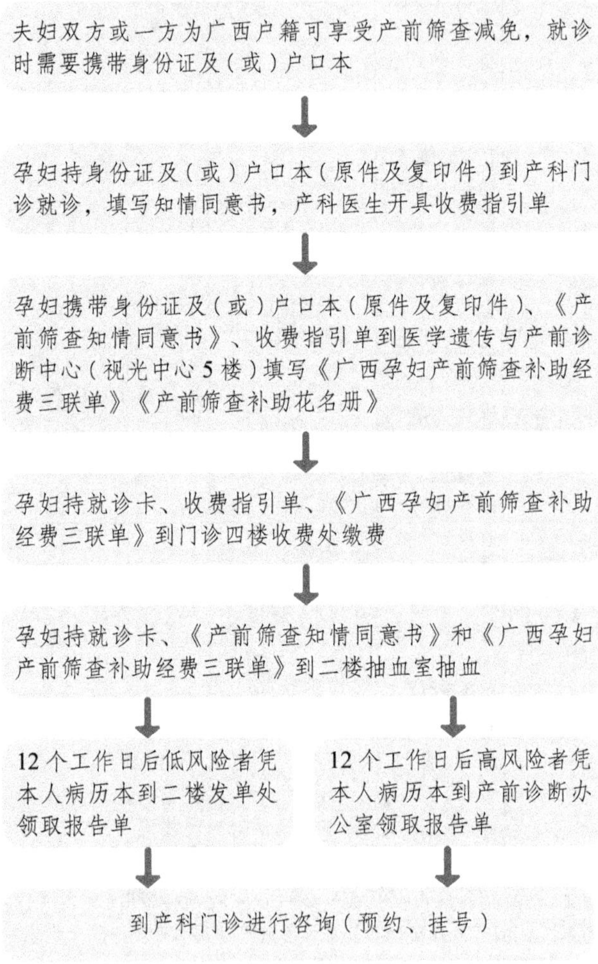

夫妇双方或一方为广西户籍可享受产前筛查减免，就诊时需要携带身份证及（或）户口本

孕妇持身份证及（或）户口本（原件及复印件）到产科门诊就诊，填写知情同意书，产科医生开具收费指引单

孕妇携带身份证及（或）户口本（原件及复印件）、《产前筛查知情同意书》、收费指引单到医学遗传与产前诊断中心（视光中心 5 楼）填写《广西孕妇产前筛查补助经费三联单》《产前筛查补助花名册》

孕妇持就诊卡、收费指引单、《广西孕妇产前筛查补助经费三联单》到门诊四楼收费处缴费

孕妇持就诊卡、《产前筛查知情同意书》和《广西孕妇产前筛查补助经费三联单》到二楼抽血室抽血

12 个工作日后低风险者凭本人病历本到二楼发单处领取报告单 ｜ 12 个工作日后高风险者凭本人病历本到产前诊断办公室领取报告单

到产科门诊进行咨询（预约、挂号）

图 2-1　产前筛查补助流程图

（二）地中海贫血基因诊断流程

地中海贫血（以下简称地贫）基因诊断流程如图 2-2 所示。

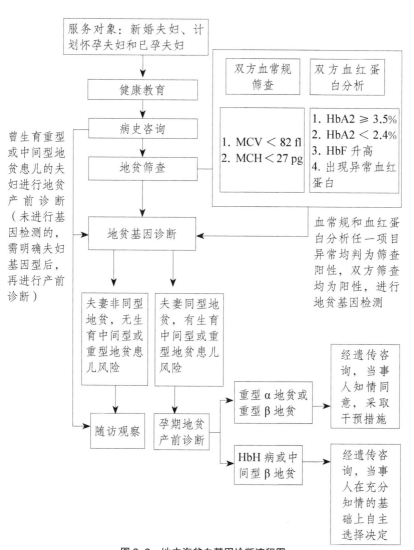

图 2-2　地中海贫血基因诊断流程图

（三）地中海贫血产前诊断流程

地中海贫血产前诊断流程如图 2-3 所示。

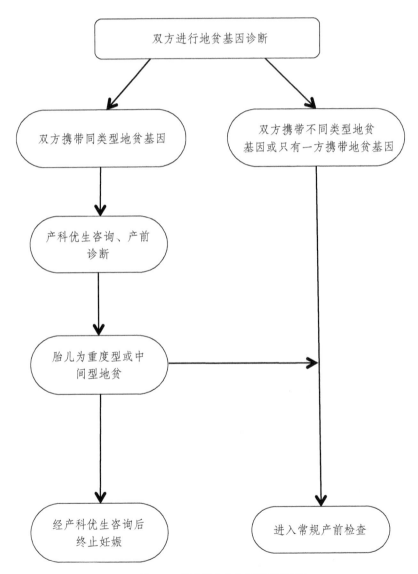

图 2-3 地中海贫血产前诊断流程图

（四）地中海贫血基因诊断补助流程

地中海贫血基因诊断补助流程见图 2-4。

符合补助条件的夫妻双方

产科门诊医生填写知情同意书并开具检测申请单

携带双方地贫筛查单原件、身份证及（或）户口本原件和
复印件、申请单到视光中心 5 楼产前诊断办公室办理补助

携带申请单（盖章）、补助三联单到门诊 4 楼收费处缴费

持检测申请单、知情同意书和交费发票到 2 楼抽血室抽血

10 个工作日后凭本人病历本到 2 楼取报告单处领取报告单

持报告单到产科门诊咨询产科医师

若夫妇为同型地贫基因携带者，建议进行产前诊断

地中海贫血基因诊断补助条件和补助标准

补助条件：怀孕建卡夫妻双方或者一方为广西户籍，双方地
中海贫血筛查阳性，经"桂妇儿系统"查询未进行
地贫基因诊断，享受补助。

补助标准：每对地贫基因诊断费用为 1000 元，享受免费。

图 2-4 地中海贫血基因诊断补助流程图

四、孕期常见问题

（一）孕期能不能饮酒

目前还没有关于孕期饮酒量的安全标准，在整个孕期酒精都有可能对胎儿产生不良影响，所以孕期最好不饮酒，尤其应避免在胚胎发育敏感期饮酒。

（二）孕期能不能喝咖啡

如孕前有长期饮用咖啡习惯者，怀孕后可以喝咖啡，但每天咖啡因总量不能超过 200 mg。除了咖啡含有咖啡因，红茶、绿茶、可乐、奶茶等也含有咖啡因。

（三）孕期能不能接种疫苗

孕期接种灭活疫苗，如流感疫苗、百日咳、白喉、破伤风类毒素、狂犬疫苗、乙肝疫苗，可为新生儿提供很好的被动免疫，不会导致流产和胎儿感染的发生。孕期避免接种减毒活疫苗，如麻疹疫苗、腮腺炎疫苗、风疹疫苗、水痘疫苗、LAIV、BCG、带状疱疹疫苗。人乳头瘤病毒（HPV）疫苗及新冠肺炎病毒疫苗不建议孕妇接种，如果接种后发现怀孕应停止后续接种，其他剂次在分娩后继续进行。

（四）孕期能不能行影像学检查

电离辐射影像学检查包括 X 线检查、CT 检查、MRI 检查和造影检查等。

（1）妊娠期病情需要且有检查指征时，MRI 检查及超声检查仍是优先考虑的检查手段。

（2）用于诊断的辐射性影像学检查相对安全，病情需要时建议行单次或低剂量的辐射性影像学检查。

（3）单次辐射性影像学检查带来的胎儿辐射暴露不是终止妊娠的医学指征。胎儿辐射暴露剂量过高，尤其高于 50 mGy 时，应结合孕周和暴露剂量综合分析。具体应咨询专家。

（4）孕妇接受辐射性影像学检查时应尽可能缩短暴露时间，并考虑加用合适的防护装备、调整设备参数等，进一步降低胎儿接受的辐射暴露剂量。

（5）孕期不建议行造影检查。

（五）孕期能不能使用存在电离辐射的电器

孕期可以使用手机、Wi-Fi、电吹风、复印机、电热毯、电脑、电视机、微波炉、电磁炉，但使用时尽量保持一定的距离。

（六）孕期想出门旅游，可以搭乘长途交通工具吗

孕期可以坐高铁、乘飞机、过安检等，但应遵循孕妇乘车（机）要求。安检时可向工作人员说明怀孕情况。孕晚期建议尽量避免长途出行，如不可避免的，记得随身携带产检资料。

（七）孕期能不能吸烟

孕妇吸烟和经常被动吸烟对母亲和胎儿都会造成不良影响。因此，吸烟孕妇应尽早戒烟，同时避免长期被动吸烟。

五、孕期营养

孕期营养目标是为了保障母胎能量及营养需要，促进孕妇体重正常增长和胎儿正常生长发育。孕期饮食应在一般人群饮食的

基础上增加以下营养。

（一）补充叶酸

孕期补充叶酸，吃含铁丰富的食物和选用碘盐（表 2-2 ）。

表 2-2　叶酸、铁、碘营养补充表

营养	推荐的食物	补充制剂	备注
叶酸	动物肝脏、蛋类、豆类、绿叶蔬菜、水果及坚果类	推荐孕前 3 个月开始补充叶酸制剂 400 μg/天，并持续整个孕期	如有特殊情况需加量，谨遵医嘱
铁	孕中晚期每天增加红肉 20~50 g（含铁 1~2.5 mg），每周摄入 1~2 次动物血和肝脏，每次 20~50 g（含铁 7~15 mg）	非贫血孕妇，血清铁蛋白 < 30 μg/L，每天应补充铁制剂 60 mg；诊断明确的缺铁性贫血孕妇，每天应补充铁制剂 100~200 mg	富含维生素 C 的食物可促进铁吸收；为减轻胃肠道反应，建议餐后服用铁剂
碘	除选用碘盐外，每周还应摄入 1~2 次含碘丰富的海产品，如海带、紫菜、裙带菜、海鱼、贝类等	—	—

（二）孕中晚期适量增加营养

奶、鱼、禽、蛋、瘦肉的摄入量见表 2-3。

表 2-3　孕中晚期营养摄入表

营养	推荐的食物	补充制剂	备注
奶类	奶类总摄入量每天达到 500 g	液态奶、无糖酸奶等	—

续表

营养	推荐的食物	补充制剂	备注
鱼、禽、蛋、瘦肉	每天增加鱼、禽、蛋、瘦肉共计150~250 g。畜肉优先选择牛肉。鱼类可选深海鱼类，如三文鱼、鲱鱼、鳕鱼等。每天及每餐次最好红肉、白肉合理搭配	—	（1）当孕妇体重增长较多时，可多食用鱼类而少食用畜禽类，食用畜禽类时尽量剔除皮和肉眼可见的肥肉。（2）深海鱼含有DHA，对胎儿大脑和视网膜功能发育有益，每周最好食用2~3次
钙	孕前平衡膳食的基础上额外增加200 g奶，再摄入100 g豆制品和其他富含钙的食物	孕中期每天应补充钙剂800 mg，孕晚期每天应补充钙剂1000~1200 mg	注意补充维生素D，促进钙的吸收

（三）孕期特殊情况

1. 孕吐严重者

孕吐严重者在饮食上可少量多餐，保证摄入含必需量碳水化合物的食物。

孕期每天必需摄取至少130 g碳水化合物，首选易消化的粮谷类食物。进食困难或孕吐严重者应及时就医，可通过静脉输注葡萄糖的营养支持方式补充必需量的碳水化合物。

富含碳水化合物的食物有米、面、烤面包、烤馒头片、饼干、糕点、薯类、根茎类蔬菜、水果等，食糖、蜂蜜亦可提供碳水化合物，且易于吸收，孕妇进食少或孕吐严重时食用可迅速补充身体所需的碳水化合物。

可提供130 g碳水化合物的食物包括约200 g全麦粉，170～180 g精制小麦粉或大米，以及50 g大米、50 g小麦精粉、100 g鲜玉米、150 g薯类的食物组合。

2. 妊娠合并糖尿病孕妇

对妊娠合并糖尿病（包括糖尿病合并妊娠及妊娠期糖尿病）的孕妇，建议营养科门诊指导饮食，个体化指导，多学科"护航"母儿安全。

附：膳食宝塔图

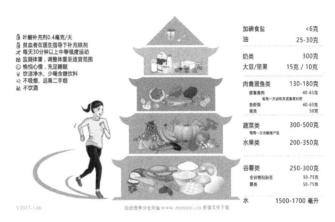

附图 1　中国备孕妇女平衡膳食宝塔

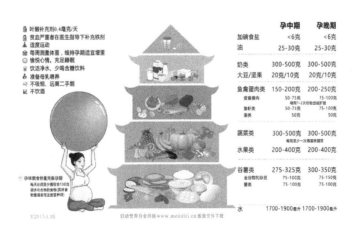

附图 2　中国孕期妇女平衡膳食宝塔

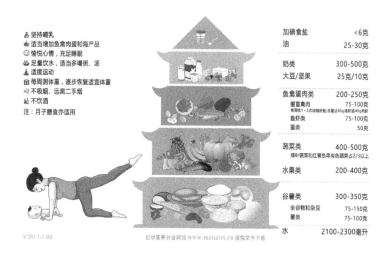

坚持哺乳
适当增加鱼禽肉蛋和海产品
愉悦心情，充足睡眠
足量饮水，适当多喝粥、汤
适度运动
每周测体重，逐步恢复适宜体重
不吸烟、远离二手烟
不饮酒
注：月子膳食亦适用

加碘食盐	<6克
油	25-30克
奶类	300-500克
大豆/坚果	25克/10克
鱼禽蛋肉类	200-250克
瘦畜禽肉	75-100克
每周吃1~2次动物血和肝，总量达85g猪肝或40g鸡肝	
鱼虾类	75-100克
蛋类	50克
蔬菜类	400-500克
绿叶蔬菜和红黄色等有色蔬菜占2/3以上	
水果类	200-400克
谷薯类	300-350克
全谷物和杂豆	75-150克
薯类	75-100克
水	2100-2300毫升

V2017-1.00　　　　妇幼营养分会网络 www.mcnutri.cn 图像文件下载

附图 3　中国哺乳期妇女平衡膳食宝塔

参考文献

[1] 中国营养学会膳食指南修订专家委员会妇幼人群膳食指南修订专家工作组. 孕期妇女膳食指南[J]. 中华围产医学杂志，2016，19（9）：641-648.

[2] 中国营养学会. 中国居民膳食指南（2016）[M]. 北京：人民卫生出版社，2016.

六、孕期体重管理

1. 孕期体重管理重要性

体重管理并不只是单纯减肥。孕期体重增长过快容易引起妊娠期高血压疾病、妊娠期糖尿病，增加巨大胎儿的发生率。一旦胎儿过大，产伤、难产、出血、盆底损伤、产后肥胖的问题就会随之而来，会对产妇的健康造成长期的影响。巨大胎儿除要面对分娩的产伤、窒息等风险外，成年后患高血压、糖尿病、高脂血症、动脉硬化的风险增加。此外，孕期体重增加过慢，胎儿宫内摄入营养不足，会导致胎儿生长迟缓，影响远期的认知、智力发育。因此，如何把握体重增长的度，是孕期不容忽视的问题。

2. 根据孕前体重指数来指导孕期适宜体重增长

2009 年，美国医学研究所推荐单胎和双胎孕妇总体重增加量及增重速率范围值，详见表 2-4。

表 2-4　单胎和双胎孕妇总体重增加量及增重速率范围值表

孕前体重指数 BMI（体重 / 身高^2）	单胎孕期总增重范围（kg）	单胎孕中晚期体重增长（kg/ 周）	双胎孕期总增重范围（kg）	双胎孕中晚期体重增长（kg/ 周）
低体重 ≤ 18.5	12.5~18.0	0.5	19~27	0.7
正常体重 18.6~24.9	11.5~16.0	0.4	17~25	0.6
超重 25~29.9	7.0~11.5	0.3	14~23	0.5
肥胖 ≥ 30	5.0~9.0	0.2	11.5~19	0.4

注意：肥胖孕妇不建议在孕期减肥，在胎儿发育正常的前提下，比孕前体重减轻也是可以的。牢记：孕前体重越大，孕期体重增加越少。

3. 孕期控制体重的方法

"管住嘴，迈开腿"是控制孕期体重增长的两大法宝。

4. 孕期体重监测

孕早期体重变化不大，每月测量 1 次，孕中晚期应每周测量 1 次。有条件者也可每天监测空腹体重。

5. 孕期如何进行适当运动

健康孕妇孕中晚期每周应累计进行至少 150 分钟的中等强度身体活动，活动后心率达到最大心率的 50% ～ 70%，主观感觉微微出汗或稍疲劳，但 10 分钟左右可恢复正常。

最大心率可用 220 减去年龄计算得到，如年龄 30 岁，最大心率为 220-30 = 190（次 / 分钟），活动后的心率以 95 ～ 133 次 / 分钟为宜。

常见的适合孕期中等强度活动有快走、游泳、做操、跳舞、孕妇瑜伽等。应根据自己的身体状况和孕前的运动习惯，结合主观感觉选择活动类型，量力而行，循序渐进。

6. 孕期运动的禁忌证

（1）绝对禁忌证：有胎膜早破、早产、不明原因的持续性阴道流血、前置胎盘、子痫前期、宫颈机能不全、胎儿生长受限、多胎妊娠（如三胞胎）、未控制的 1 型糖尿病（高血压、甲状腺疾病）以及其他严重的心脑血管、呼吸系统或全身性疾病等。

（2）相对禁忌证：有复发性流产史、妊娠期高血压疾病、自发性早产史、轻度（中度）心血管或呼吸系统疾病、症状性贫血、营养不良、进食障碍、28 周后双胎妊娠及其他健康问题。

建议根据专业医护人员综合评估个体情况后选择运动方式、强度及时长。其间如有异常情况发生请及时就医。

参考文献

[1] 中国营养学会膳食指南修订专家委员会妇幼人群膳食指南修订专家工作组. 孕期妇女膳食指南 [J]. 中华围产医学杂志，2016, 19（9）：641-648.

[2] 陈姚，陶鑫丽，欧阳振波，等. 2019 年加拿大孕期锻炼临床实践指南的解读 [J]. 现代妇产科进展，2019，28（5）：388-390.

七、糖尿病膳食管理

血糖生成指数（GI）是衡量食物摄入后引起餐后血糖反应的一项有意义指标，指含 50 g 碳水化合物的食物与相当量的葡萄糖在一定时间（一般为 2 小时）内体内血糖反应水平的百分比值，反映食物与葡萄糖相比升高血糖的速度和能力。通常把葡萄糖的血糖生成指数定为 100。

根据 GI 值，通常将食物分为 3 类：GI > 70，称为高 GI 食物；GI 介于 55 ～ 70，称为中 GI 食物；GI < 55，称为低 GI 食物（表 2-5 至表 2-7）。

低 GI 食物在胃肠停留时间长，消化吸收较慢；葡萄糖释放慢，进入血液后 GI 峰值低。

特征：食物纤维含量高，食物精制水平低；淀粉的糊化水平低，食物纤维完整性高。

表 2-5　常见低 GI 食物

食物种类	常见低 GI 食物
谷类	极少加工的粗粮，如黑米、荞麦、煮过的整粒小麦、大麦及黑麦、硬质小麦粉面条、通心面（粉）、意大利面、强化蛋白质的面条、玉米面粥、玉米面糁等
薯类	特别是生的薯类或经过冷处理的薯类制品，如马铃薯粉条、藕粉（无糖、无添加）、红薯粉条、魔芋条等
蔬菜	特别是叶和茎类蔬菜，如大白菜、生菜、芹菜、番茄、青瓜、豆角等。水果类，特别是含果酸较多的水果，如苹果、桃、杏干、李子、樱桃、猕猴桃、柑、柚、葡萄、梨、火龙果、番石榴、木瓜、莲雾。一些水果制品（未加糖）如苹果汁、水蜜桃汁、菠萝汁、柚子汁等
干豆类及豆制品	基本上豆类 GI 都较低，如绿豆、蚕豆、豌豆、扁豆、红小豆、绿小豆、鹰嘴豆、青刀豆、黑豆汤、四季豆、豆腐、豆浆等

续表

食物种类	常见低 GI 食物
乳类及制品	几乎所有乳类都是低 GI 食品，如鲜奶、全脂牛奶、脱脂牛奶、酸奶（无糖、无添加）、酸乳酪（无糖、无添加）等
混合膳食	混合膳食依赖食物的种类和比例，荤素搭配。如米饭加鱼和青菜等
即食食品	全麦型或者高纤维食品，如含 50%~80% 大麦粒面包、黑麦粒面包、45%~50% 燕麦麸面包、混合谷物面包、饼干、荞麦方便面等
其他	果糖、乳糖、花生（因蛋白质和脂肪含量高，归属低 GI 食物）

表2-6 常见中 GI 食物

食物种类	常见中 GI 食物
谷类	粗麦粉、大麦粉、甜玉米、玉米面粗粉、小米粥、荞麦面条、荞麦面馒头、燕麦麸、黑五类粉等
薯类	水分少的薯类，如微烤马铃薯、甘薯、山药等
蔬菜类	根、果类蔬菜，如甜菜等
水果类	热带水果、水果制品，如菠萝、芒果、香蕉、橘子汁、葡萄干等
即食食品	全麦粉面包、黑麦粉面包、高纤维面包、燕麦粗粉饼干、油酥脆饼干、汉堡包、即食羹、比萨饼（含乳酪）、炸马铃薯片、酥皮糕点、冰激凌等
混合膳食	蔬菜少的膳食，如馒头加入少量黄油、米饭加蒜苗鸡蛋、米饭加猪肉等

表2-7 常见高 GI 食物

食物种类	常见高 GI 食物
谷类	精制食物：小麦粉面条、富强粉馒头、烙饼、油条、大米饭、黏米饭、糙米、糯米、粥、米饼等
薯类	水分多、糊化好的薯类，如马铃薯泥、煮甘薯（红薯）等
蔬菜类	根、果类蔬菜，如南瓜、胡萝卜
水果类	西瓜、荔枝、龙眼等
即食食品	精白面包、棍子面包、饼干、蜂蜜、麦芽糖等

如何利用食物的 GI 来控制血糖？

（1）粗粮不要细作。粮食碾磨越精，营养素损失越多，尤以维生素 B1 为甚，膳食纤维的含量和摄入量也减少。以面包为例，白面包 GI 为 70，但掺入 75% ～ 80% 大麦粒的面包 GI 为 34，所以提倡用粗制粉带碎谷粒制成的面包代替精白面包。

（2）简单就好。蔬菜能不切就不切，谷粒能整粒就不要磨碎。

（3）多吃富含膳食纤维的食物。如魔芋、芹菜、竹笋、木耳、菇类等。

（4）增加主食中的蛋白质。如一般的小麦面条 GI 为 81.6，强化蛋白质的意大利细面条 GI 为 37，加鸡蛋的硬质小麦扁面条为 55。饺子里的蛋白质、纤维素含量都很高，也是低 GI 的食物。

（5）急火煮，少加水。食物的软硬、生熟、稀稠、颗粒大小对 GI 都有影响。加工时间越长、温度越高、水分越多，糊化就越好，GI 也越高。

（6）吃点醋。食物经发酵后产生酸性物质，可使整个膳食的食物 GI 降低。在副食中加醋或柠檬汁，也是简便易行的方法。

（7）高低搭配。高、中 GI 的食物与低 GI 的食物搭配，如果高 GI 的食物一起搭配则 GI 更高。

（8）推荐的烹调方法是炖、清蒸、烩、凉拌、煮、汆、煲，其优点是营养成分损失少，不增加脂肪，容易消化吸收，清淡爽口。

（9）不推荐的烹调方法是炸、煎、红烧，其缺点是对蛋白质、维生素破坏多，肉中脂肪过度氧化，产生致癌物，增加脂肪和热量。

附：膳食日记表（食物种类按克或按份数填）

膳食日记表

餐次	就餐时间	谷薯类	奶类	肉、蛋类	豆制品类	蔬菜	水果	油脂	血糖监测时间	运动方式、时间
早餐										
早加										
中餐										
中加										
晚餐										
晚加										

参考文献

杨慧霞. 妊娠合并糖尿病：临床实践指南 [M]. 第 2 版. 北京：人民卫生出版社，2013.

八、孕期运动

1. 助产士门诊

助产士门诊主要由资深助产士为孕产妇提供个性化"一对一"辅导，包括分娩咨询、孕期保健、产程配合、母乳喂养和新生儿护理等宣教，制订分娩计划，树立正确的分娩观念，为孕产妇提供健康教育，加强孕产妇的保健意识，为孕产妇答疑解惑，缓解孕产妇的不安和焦虑。助产士门诊犹如一座沟通的桥梁，使孕妇在产前就能接触助产士，建立最初的信任关系。

整个孕期需经过助产士3次门诊指导，第一阶段孕早期宣教加立卡（第一次产检），第二阶段孕中期宣教（孕13～28周），第三阶段孕晚期宣教（孕28～36周）。

助产士门诊提供的服务如下。

（1）孕早、中、晚期的营养与体重管理。

（2）妊娠合并糖尿病的饮食与运动指导。

（3）孕30～34周臀位矫正。

（4）分娩操（孕36～39周）。

（5）孕期心理疏导。

（6）提供分娩咨询，制订分娩计划。

（7）导乐陪产、产房家属陪伴分娩、促进产程进展措施、镇痛方法。

（8）为有阴道试产条件的孕产妇介绍临产征兆、待产过程、分娩技巧、产房特色服务等热点问题。

（9）提供产后护理与咨询。

（10）产后盆底康复运动。

（11）提供母乳喂养咨询指导和育婴常识。

助产士门诊工作人员根据每个孕妇的需求给予个性化健康指导和心理疏导等，使孕妇了解分娩过程中的服务工作流程，减轻孕妈对分娩的恐惧心理，在进入产程后能更好地配合助产士，树立分娩信心，提高自然分娩率，使分娩更顺利（图2-5）。

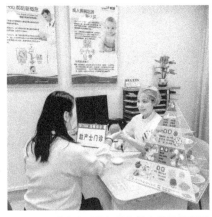

图2-5 助产士对孕妇进行饮食指导示意图

2. 孕产瑜伽

孕育是生命中非常难得的经验，如果在分娩前进行适合孕期的运动和呼吸技巧等练习，产痛来临时会减轻痛苦，轻松快乐地分娩。

通过运动大肌肉群，能够加快神经元的生长，增强脑部血液供给，促进宝宝的智商提升。瑜伽作为最适合孕妇的一项运动，风靡全球，这一"孕动风"也在中国孕妈妈圈里"刮"起来。那么孕妈妈练习孕产瑜伽有哪些好处与禁忌证呢？

（1）孕产瑜伽的好处：增加活力，愉悦身心；建立自信，年轻体态；减少不适，抵抗疾病；增加血氧，呵护胎儿；缩短产程，促进分娩；重建盆底肌力，恢复窈窕身材。

（2）孕产瑜伽练习禁忌证：异位妊娠、胎膜早破、先兆早产、多胎妊娠、前置胎盘、胎盘早剥、持续性阴道流血、妊娠高血压疾病、妊娠合并心脏病、妊娠合并外科疾病、精神病者。

广西壮族自治区人民医院产科孕产瑜伽团队由取得孕产瑜伽指导师资格证的专业医护人员执教，教学经验丰富，为孕妈们打造科学、专业、安全、个性化的孕期运动疗法练习课程。根据每位孕妇的身体状态、肌肉柔韧性、力量、平衡感及呼吸频率给予综合评估，制定合适的练习时间、频率及体式课程。孕产瑜伽课程和对象见表2-8。

表2-8 孕产瑜伽课程和对象

主要课程	对象
构建四肢力量，缓解腰背疼痛	立卡至孕 27 周末
调整胎位，加强盆底肌弹性	孕 28 周以后
调息及冥想，为分娩做准备	孕 37 周以后

怀孕是一次奇妙的旅程，孕产瑜伽可以为孕产的旅程增添异彩，让孕妈妈有一个更幸福快乐的分娩过程是孕产瑜伽的目标（图 2-6、图 2-7）。

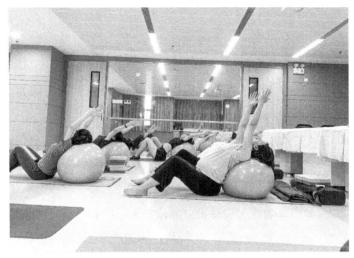

图 2-6　孕妇进行瑜伽练习

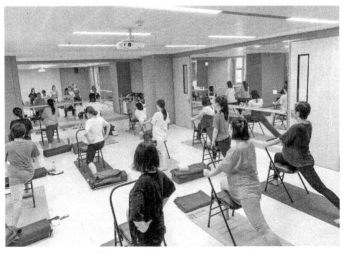

图 2-7　孕妇进行瑜伽练习示意图

3. 分娩操的应用

分娩操可以通过全身运动，增加骨盆移动性与灵活性，有利于胎儿下降和定位；增加腹肌、腰背肌和骨盆底肌肉的张力和弹性，使关节、韧带松弛柔软，有利于分娩时肌肉放松，减少产道的阻力，增强自然分娩的信心，缓解疲劳和压力。

分娩操运动的时机：孕 36 周，有阴道试产意愿，无孕期运动禁忌。分娩操包含左右运动、前后动作、旋转骨盆、横"∞"字运动、上下运动、侧身运动、手膝位运动、深蹲、同手同脚运动、放松休息等十节动作。

孕妇通过分娩操练习（图 2-8），可以增加骨盆活动度，缓解不适与疼痛，促进血液循环，缓解肌肉痉挛，孕晚期更容易入睡，释放子宫下段及骨盆空间，有利于胎儿维持最理想的胎位；韧带放松，骨盆及盆底肌肉更柔软，分娩时胎儿更容易通过产道，提高自然分娩率。

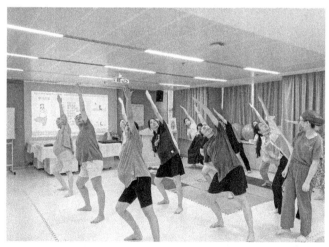

图2-8　孕妇进行分娩操练习示意图

4.臀位矫正运动指导

臀先露指最先进入骨盆入口的胎儿部分是臀部。臀先露占足月分娩总数的 3% ～ 4%，为最常见且容易诊断的异常胎位。有试产意愿的产妇，臀位分娩增加产伤的风险，增加剖宫产率。因此，臀位纠正通过外重力的作用，无创、可重复，无疑是个不错的选择。妊娠 30 周前，大部分臀先露能自行转为头先露，若妊娠 30 周后，仍为臀先露则应予以纠正。

孕 30 ～ 34 周，通过 B 超检查确诊为臀位，经产科医生评估无明显异常，可进行臀位矫正运动（图 2-9）。

臀位矫正运动前，孕妇着宽松衣服，排尿，医护人员听诊胎心，整个操作过程可播放舒缓音乐以缓解孕妇的紧张情绪。常用的体式及作用：倾斜有助于子宫下段变得更加平衡，重力将胎儿移到胎头向下；摇摆骨盆（旋）有助于更好的胎儿下降和定位；散步增加骨盆移动性与灵活性，有助于更好的胎儿下降和定位；侧卧位有利于胎头移位，使胎儿维持最理想胎位，骨盆及骨盆底肌肉更柔软，分娩时胎儿更容易通过产道。

操作过程中如有不适、宫缩痛、胎心减慢等，应立即终止运动。

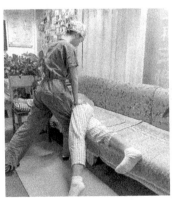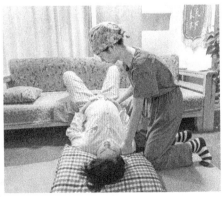

图 2-9　助产士指导孕妇进行臀位矫正运动练习

第三章 双胎妊娠管理

双胎妊娠的类型一般有双卵双胎和单卵双胎。

双卵双胎：两个卵子分别受精形成，约占双胞胎的70%。两个受精卵的遗传基因不完全相同，所以生下的宝宝长得不像，性别也可能不同。

单卵双胎：由一个受精卵分裂形成，约占双胞胎的30%。这两个受精卵有着相同的遗传基因，所以两个宝宝长得很像，性别一样。单卵双胎又分双绒双羊单卵双胎、单绒双羊单卵双胎、单绒单羊单卵双胎3种类型。

双胎双倍的幸福，也伴随着数倍的风险——高危妊娠。

（一）孕妇的常见风险

（1）早产。早产的风险为单胎妊娠的7～10倍。

（2）贫血。发生率是单胎的2～3倍，与铁及叶酸缺乏有关。

（3）妊娠期高血压。发生率高达40%，比单胎多3～4倍，且发病早、程度重。

（4）流产。自然流产率是单胎妊娠的2～3倍。

（5）前置胎盘。由于胎盘面积大，易形成前置胎盘，发生率比单胎高1倍。

（6）胎膜早破。发生率约为14%，与宫腔压力增高有关。

（7）胎盘早剥。这是双胎妊娠产前出血的主要原因，可能与妊高症有关。

（8）产后出血。与子宫过度膨胀，宫缩乏力及胎盘附着面大有关。

（9）妊娠期糖尿病。与妊娠期间激素水平改变、孕产妇饮食及运动等相关。

（二）胎儿常见的风险

（1）双胎输血综合征。是单绒双羊双胎的严重并发症，如果不经治疗，胎儿的死亡率高达90%。

（2）双胎的低体重。其发生率及严重程度随孕龄的增加而增加。

（3）选择性胎儿生长受限。因胎盘分配不均造成一胎发育迟滞，严重者甚至死亡。

（4）胎儿畸形。双卵双胎妊娠胎儿畸形的发生率与单胎相似；单卵双胎胎儿畸形的发生率增加2～3倍，最常见的有心脏畸形、神经管缺陷、面部发育异常、胃肠道发育异常和腹壁裂。除此之外还有罕见的联体双胎、无心畸形等。

（5）脐带异常。单绒单羊双胎易发生脐带相互缠绕、扭转，可致胎儿死亡；脐带脱垂也是双胎妊娠的并发症。

（6）分娩时易发生胎头交锁和胎头碰撞的风险，造成难产。

（三）面对风险，孕妈妈需要做什么

（1）整个孕期保持良好阳光的心态，做快乐的孕妈。

（2）定期产检，做好监护。B超检查是监测双胎发育最好的方法，双胎妊娠进行B超检查的次数较单胎多。一般来说，妊娠6～14周行超声检查进行绒毛膜性判定。双绒毛膜双胎孕16～28周每4周做1次B超，孕28～34周每3周做1次，34周以后每2周做1次。单绒毛膜双胎自孕16周开始，每2周做1次B超，

34周以后每周做1次，以便早期发现单绒毛膜双胎特殊的并发症。如有特殊，需增加B超检查频次。

（3）信任医生，如有不舒服症状，及时就医。

（四）孕妈妈需要配合医生的重点内容有哪些

1. 双胎妊娠孕早期要确认绒毛膜性并保存相关的超声图像

（1）孕6～9周通过孕囊数目判断绒毛膜性。

（2）孕10～14周通过双胎间的羊膜与胎盘交界的形态判断绒毛膜性。

（3）如果判断绒毛膜性有困难时，需要及时转诊至区域性产前诊断中心或胎儿医学中心。

2. 双胎妊娠产前筛查及产前诊断

（1）如何对双胎妊娠进行产前非整倍体筛查及双胎结构筛查？

①孕11～13周+6天超声筛查：通过检测胎儿颈部透明层厚度（NT）评估胎儿发生唐氏综合征的风险，并可早期发现部分严重的胎儿畸形。

②由于妊娠中期生化血清学方法（即唐氏综合征检查）的准确性有限，不建议单独使用。

③建议在孕18～24周，最晚不要超过26周行双胎四维超声检查，筛查结构异常。

（2）如何对双胎进行产前诊断？对于存在胎儿患有染色体或基因异常的高风险孕妈妈，需要做侵入性产前诊断。

①对于有指征进行产前诊断的孕妇（双胎染色体检查的指征与单胎妊娠相似），要及时给予产前诊断咨询。

②据统计资料显示，双卵双胎妊娠孕妇年龄 32 岁时发生唐氏综合征的风险与单胎妊娠孕妇年龄 35 岁时相似，故建议 32 岁双绒双羊孕妇行产前诊断。

③双胎妊娠有创性产前诊断操作带来的胎儿丢失率要高于单胎妊娠，建议转诊至有能力进行宫内干预的产前诊断中心进行。

3. 双胎妊娠是不是一定要提前分娩

（1）建议双绒毛膜双胎至孕 38 周分娩。

（2）建议单绒毛膜双羊膜囊双胎至孕 37 周分娩。

（3）建议单绒毛膜单羊膜囊双胎的分娩孕周为 32～34 周，也可根据母胎情况适当延迟孕周。

（4）有妊娠合并症、并发症和复杂性双胎（如双胎输血综合征、选择性胎儿生长受限及双胎贫血 - 多血序列征等），需要结合每个孕妇及胎儿的具体情况制订个体化的分娩方案。

4. 双胎妊娠是不是一定要手术

（1）听医生的，这是最重要的原则。因为医生会根据绒毛膜性、胎方位、孕产史、妊娠期合并症及并发症、子宫颈成熟度及胎儿宫内情况等综合判断，给孕妈妈制订个体化的方案。

（2）选择有资质的医院。鉴于国内各级医院医疗条件存在差异，根据双胎妊娠的母胎情况，选择合适的医院是保证孕产妇和围产儿安全的"基石"。

（3）是不是一定要选择剖宫产？不一定。孕期基本顺利的双羊膜囊双胎，第一胎儿为头先露孕妇，可权衡利弊，在知情同意的基础上考虑阴道分娩，但需做好阴道助产和第二胎剖宫产的准备。单绒毛膜单羊膜囊双胎还是建议剖宫产终止妊娠。

5.宫内手术

宝宝可以在子宫里接受手术，是不是很神奇！

（1）胎儿镜激光手术：胎儿镜下胎盘血管交通支激光凝固术是治疗双胎输血综合症（TTTS）的唯一有效手段，用于Quintero分期Ⅱ期以上的TTTS的宫内治疗。

（2）射频消融减胎：复杂性双胎一胎畸形、选择性胎儿生长受限、双胎之一严重发育异常绒毛膜性不能确定者，应减灭一个胎儿，以延长另一个胎儿的孕周，改善保留胎儿的预后。

（3）氯化钾减胎：双绒双羊一胎异常应进行减胎。

小贴士：在做好基础保健的同时，广西壮族自治区人民医院产科团队积极开展宫内治疗，依托强大的小儿外科、新生儿科、超声科、重症监护及产前诊断，与国内多家知名胎儿医学中心建立了完善、便捷的转诊绿色通道，为您的胎儿做出及时准确的诊断，提出科学的建议，并对部分胎儿问题进行宫内治疗，竭诚为您和宝宝的健康服务。

参考文献

刘彩霞，赵扬玉.双胎妊娠[M].北京：人民卫生出版社，2020.

第四章　入院待产时机

（一）什么时候去医院待产

孕 37 周已孕足月，足月后随时可能出现临产征兆，应做好入院待产准备。

（二）见红了怎么办

初产妇仅仅出现少许阴道出血，一般少于月经量（这是常说的见红），是可以暂时在家观察的。通常见红后 24～48 小时出现规律宫缩，若阴道出血增多，应及时到医院就诊。如果是经产妇，出现临产征兆建议及时就诊。

（三）阴道流液怎么办

多数情况下是临产前胎膜破裂，也称为胎膜早破，表现为阴道持续性流液，需要与尿液、阴道分泌物相鉴别。若自己不能区分是否为胎膜早破，建议及时到医院就诊。

（四）如何判断真假宫缩

真宫缩的特点：三个"越来越"——宫缩持续时间越来越长、间隔时间越来越短、阵痛越来越强。阵痛时腹部会硬起来，阵痛结束后腹部松弛，部分人会伴有腰酸胀痛。达到这三个"越来越"的标准就可以准备去医院了。如果分辨不清真假宫缩怎么办？建议直接去医院。

正常的宫缩是间歇性的，若出现持续性下腹隐胀痛，子宫一直没有松弛，需警惕胎盘早剥，应立即到医院就诊。

如出现规则宫缩，初产妇5～6分钟1次、经产妇10分钟1次，建议及时就诊住院待产。

第五章　产房科普

（一）分娩过程中的注意事项

大部分人对产程不了解，害怕分娩过程中的疼痛，导致过度紧张，如何从容顺利度过分娩期？从了解产程开始，一共有 3 个产程。

1. 第一产程

第一产程即子宫颈扩张期，指临产到宫口完全扩张，即宫口开大 10 cm。第一产程注意事项如下。

（1）补充体能的最佳时期。第一产程耗时长，可谓"持久战"，尽量正常进食，没有宫缩痛时少量多餐，以清淡且营养丰富的半流质为主，如粥类、蛋糕、面条、馄饨、饺子、酸奶等，适当吃水果，如苹果、香蕉、葡萄、瓜类等，保证充沛的精力和体力。

（2）自由体位活动，以个人舒适为主。

（3）保持安静、光线柔和，营造温馨环境，得到充分的休息和睡眠。

（4）采用镇痛方法减轻宫缩疼痛。

（5）保持会阴清洁，及时排尿利于胎头下降。

2. 第二产程

第二产程又称胎儿娩出期，指从宫口开全至宝宝娩出。第二产程注意事项如下。

（1）快速供能。随着宫缩痛加剧，体能消耗增加，无宫缩痛时适当给予能量棒、功能饮料、果汁或藕粉等流质食物，快速补充体力，增加产力，帮助宝宝尽快娩出。

（2）在产科医生和助产士指导下正确用力。

（3）选择适合自己的分娩体位。

（4）鼓励家属陪伴分娩，增加分娩信心，减少恐惧。

3. 第三产程

第三产程又称胎盘娩出期，胎儿娩出后至胎盘、胎膜娩出。第三产程注意事项如下。

（1）排尿避免尿潴留，必要时导尿。

（2）等待胎盘自行剥离，特殊情况助产人员予以人工剥离。

（3）与新生儿进行早接触，让其早吸吮，进行早期的情感交流。

4. 产房观察

产后2小时是出血的高危期，应进行产房观察。注意事项如下。

（1）配合助产人员完成会阴伤口的缝合。

（2）学习按摩子宫的小技巧，注意阴道流血情况。

（3）继续母婴早接触，在医护人员的指导下让宝宝早吸吮，注意观察宝宝。

（4）产后首餐：产后身体疲劳，胃肠蠕动功能减弱，避免进食高脂肪食物，以半流质食物为主，如面条、稀饭、汤水等，保持饮食的多样化，尽量减少寒凉食物的摄入。

希望每个孕妇在分娩过程中充满信心，尽力配合医护人员，助力自然分娩。

（二）导乐分娩

"导乐"一词于20世纪90年代引入我国。导乐师从有生育经历或优秀助产士中选拔，经过特殊的课程训练上岗，以孕产妇为中心，从待产到产后2小时，"一对一"提供专业、全面、全程、细致的人性化服务，为产妇打气鼓劲，还要为产妇进行心理疏导，帮助产妇克服恐惧心理，使产妇顺利愉快地度过分娩期（图5-1）。

导乐分娩的好处如下。

（1）分娩前：导乐师制订个性化全程陪伴服务方案，详细介绍分娩过程的具体情况，消除孕妇焦躁、紧张、恐惧等情绪；帮助孕妇缓解疼痛，如使用芳香疗法、水疗、LK按摩、拉玛泽呼吸、导乐工具等方法。

（2）分娩中：指导、帮助产妇合理膳食，保证孕妇在整个产程具有充沛的精力，科学指导孕妇合理使用自由体位，贯穿整个产程，促进产程进展，增强产妇自然分娩信心。

（3）分娩后：指导产妇产褥期护理、母乳喂养及新生儿护理。

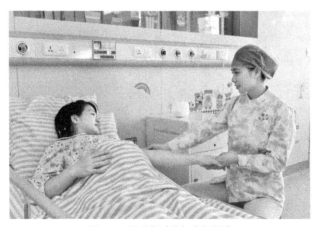

图 5-1　导乐师对孕妇进行导乐

（三）正常分娩后母婴皮肤早接触、早吸吮

根据《新生儿早期基本保健指南》，推荐出生后 1 ～ 3 分钟开始，在确保母婴安全的前提下保持不间断的肌肤接触 90 分钟，新生儿出现觅乳征象，采用母婴早接触式护理可有效维持新生儿体温，提高母乳喂养率。

将新生儿擦干，在医护人员的帮助下，让新生儿全裸地俯卧在母亲的胸腹部，用母亲的乳头刺激新生儿的面颊部或口唇，引出觅食动作（图 5-2），将乳头放入婴儿口中，以引起吸吮动作，同时抬高母亲的双肩和头部，让母亲能看到自己的婴儿吃奶的样子，做好母婴保暖工作。

新生儿进行早接触、早吸吮，有助于孕妇增加泌乳，促进子宫收缩，减少产后出血；新生儿通过吸吮可获得免疫球蛋白高的初乳，加上身体的接触，增加母子感情，促进母乳喂养，这是母婴关系亲密发展的重要环节。

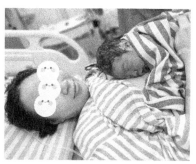

图 5-2　分娩后母婴皮肤早接触示意图

（四）分娩镇痛的应用

分娩的动力以子宫收缩力为主，贯穿于分娩全过程，决定分娩的因素有产力、产道、胎儿及社会心理因素。分娩虽属生理过程，但对产妇确实产生心理上的应激，紧张、焦虑导致害怕—紧张—疼痛综合征。第一产程疼痛主要来自宫缩时子宫肌缺血缺氧和宫颈扩张时肌肉过度紧张，第二产程疼痛来自胎头对盆底、阴道、会阴的压迫，容易导致宫缩乏力从而引起产程延长、产后出血、耗氧量增加以及胎儿窘迫等。分娩镇痛的目的是缓解疼痛，利于

增加子宫血流，减少产妇因过度换气引起的不良影响，放松及增加舒适感，促进自然分娩。

现有的分娩镇痛技术主要包括非药物镇痛和药物镇痛。

（1）非药物镇痛包括按摩、导乐、家属陪伴、心理疗法、呼吸减痛分娩法和经皮电神经刺激（导乐仪）。经皮电神经刺激，将不良反应降到最低程度，改善胎儿的血供和氧供，没有电磁危害，安全可靠，使用简单方便，可以持续镇痛 6 小时以上，具有镇痛有效和生理干扰小的优点。

（2）药物镇痛包括阿片类药物及椎管内麻醉镇痛。

阿片类药物主要作用是镇静，可以使人产生欣快感，但镇痛效果有限，可通过静脉注射或肌肉注射。

椎管内麻醉镇痛是目前应用比较普遍且安全成熟的技术，能有效缓解宫缩疼痛，产妇清醒，全过程参与。原理：阻断疼痛等刺激进入脊髓和中枢神经。技术：由专业麻醉医生进行操作。该方法对产程影响小、安全，对产妇及胎儿不良作用小；药物起效快、作用可靠、给药方法简便。当需要紧急行剖宫产时，只需追加麻醉药即可，能在更短的时间内手术，争取更好的抢救时机。

（五）产房家属陪伴分娩

分娩是一个特殊的时期，是女性人生中一个重要而特殊的时刻，由孕妇熟悉且信赖的人在场陪产和照护具有重要意义。家属陪伴分娩是现代分娩演变过程中体现出来的重要环节，是指家属陪着孕妇完成整个分娩过程，包括待产。

在等待及生产过程中，丈夫的一句鼓励、一次抚摸、一个眼神均能激发产妇分泌更多荷尔蒙，从而减轻产妇疼痛。所以，丈夫陪伴有助于产妇顺利分娩。

允许一位家属在产房陪产（原则上男性陪产者为孕妇配偶，

女性可为女家属或朋友）。孕妇进入分娩间后，家属有陪产意愿的，经产科医护人员评估符合条件者，医生与其签署《家属进入产房陪产孕妇分娩知情同意书》，助产士告知相关的陪产制度后，在助产士的指导下可开始陪产。家属产房陪产期间，助产士对其进行指导，教会陪产者如何科学帮助孕妇，使孕妇获得有效的支持与陪伴。产房家属陪伴分娩流程见图5-3。

轻松待产，快乐生产，让分娩成为一生中最美好的回忆。

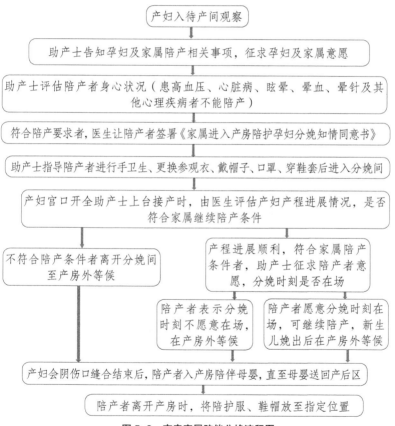

图 5-3　产房家属陪伴分娩流程图

注意：医护人员进行诊疗操作（如阴道检查、无痛分娩、会阴缝合等）或抢救时，陪产者需离开分娩间。

（六）自由体位

随着现代产科的发展，促进自然分娩已成为产科工作者的共识。由于产程时间长，增大的子宫压迫下腔静脉极易造成体位性低血压，容易引起孕产妇头晕、眩晕、胸闷、心慌、疲乏等不适。自由体位待产与分娩体位改变的提出顺应了时代的发展，可以消除孕产妇的紧张与恐惧，提高孕产妇分娩的信心。

自由体位即孕妇在第一产程和第二产程中采取如卧、走、立、坐、跪、趴、蹲等各种姿势，选择自己感到舒适的体位，而不是传统的姿势一直躺在床上或者固定某一个姿势。

助产士科学指导产妇合理选择体位，配合使用导乐球、导乐步车、导乐分娩凳等办法，让产妇采取各种舒适的自由体位，可以改善孕产妇的舒适度，调整骨盆角度和形状可改变相应的胎方位，有利于胎头下降，可加强宫缩力度，加速产程的进展，促进自然分娩，降低剖宫产率。

第一产程可采取各种舒适的体位，如自由走动、站立、趴着、坐或蹲。这些体位相对孕产妇来讲都是纵体位，与胎儿纵轴相一致，可以有效增加胎头对宫颈的压迫，加速宫口扩张和胎先露下降，从而缩短产程，促进自然分娩。

第二产程可采取站立姿势、现代坐式分娩、卧位分娩、跪式分娩、蹲式分娩、趴式分娩等，纠正不良胎位，促进胎头下降。孕妇通过自由体位分散注意力，可使腰骶部胀痛感减轻，增加舒适感（图 5-4 至图 5-6）。

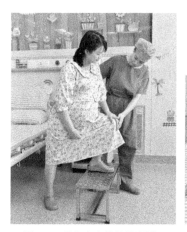

图 5-4 孕妇自由体位示意图 1

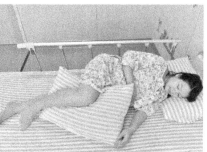

图 5-5 孕妇自由体位示意图 2

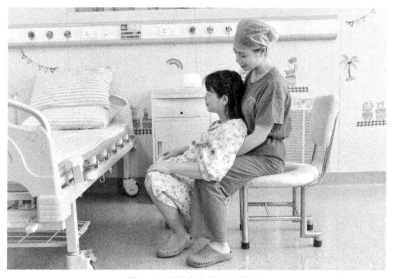

图 5-6 孕妇自由体位示意图 3

参考文献

[1] 谢幸，孔北华，段涛 . 妇产科学 [M]. 第 9 版 . 北京：人民卫生出版社，2018.

[2] 世界卫生组织 . 新生儿早期基本保健指南（EENC）[M]. 世界卫生组织西太平洋地区健康新生儿行动计划，2013.

[3] 杨玉梅 . 导乐陪伴分娩的研究进展 [J]. 中华现代护理杂志，2013，48（32）：4062-4064.

第六章　产后整体康复

一、阴道分娩篇

1. 阴道分娩后的饮食

（1）清淡饮食，易消化。麻、辣、油腻、过咸都会影响消化，加重肠胃负担。产后1周之内饮食要尽量清淡，菜品中少加葱、姜、蒜等刺激性强的调味料。

（2）荤素搭配，营养均衡。产后恢复需要营养支持，宝宝也需要营养丰富、均衡的乳汁，产后饮食不能太单一，要荤素搭配，可吃新鲜的蔬菜水果。

（3）少吃多餐。产后消化能力弱，营养需求大，适宜少吃多餐，在正常的三餐之外加2～3餐。每一餐不要吃得太饱，一般七八分饱就可以。

（4）不盲目进补。产后不宜盲目进补，每天大鱼大肉，那样只会让自己发胖，对身体恢复不利。

（5）不吃生冷食物。生食中细菌含量高，月子期间尽量避免吃生食。冷食会刺激肠胃蠕动，要在室温下回温或者加热后再吃。

（6）适当吃盐。民间有月子里不吃盐的说法，这是不正确的。人体生理代谢需要钠离子、氯离子参与，产后妈妈们出汗较多，大量的盐分从汗水中流失，补充盐分是必需的。

2. 阴道分娩后的活动

产后提倡尽早下床活动，促进子宫的复原和恶露的排出，预防围生期血栓性疾病，加快机体各系统功能的恢复。

3. 阴道分娩后的排尿

建议产后 4 小时内尽快排尿，膀胱过度充盈会影响子宫收缩，引起产后出血，因此产后短时间内妈妈们要在家属的陪同下如厕。

二、剖宫产手术篇

1. 剖宫产术后的呕吐

因麻醉药物或术中使用强效宫缩剂等原因致产妇呕吐，这是常见的术后反应，一般可自行缓解，严重时需使用止吐药物。发生呕吐时立即将头偏向一侧，防止呕吐物返流引起窒息，同时立即告知医护人员进行处理。

2. 剖宫产术后的发抖

术后发抖是麻醉后的常见症状，主要是由于麻醉药物引起血管扩张，导致散热增加，从而引起体内热量丢失；其次是麻醉阻滞区域肌肉松弛，产热功能丧失，温感觉传导被阻滞，加之手术室温度相对较恒定，引起的人体组织反应。可以通过保暖、增加室温等方式缓解发抖的症状。

3. 剖宫产术后的进食

术后无特殊情况，2 小时后可进流质饮食（如米汤、温开水）。

可少量多次进食，但不能喝糖水、牛奶、豆浆等容易胀气的饮品。6 小时后可进半流食（如粥、面），排气后可过渡至普通饮食。

4. 剖宫产术后的尿管

一般情况下，尿管会在术后 6～8 小时拔除；如病情特殊，留置尿管 24 小时。拔除尿管后，应尽早在家属陪同下自行排尿，注意排尿情况，警惕尿潴留。

5. 剖宫产术后的活动

（1）麻醉仍持续作用时，可在床上做下肢被动运动，家属可以帮助产妇按摩小腿。双手从小腿内侧由上而下至脚踝部做环状按摩，并轻轻摇动双脚。按摩 15 分钟，动作轻柔，并注意观察产妇肢体知觉恢复情况。肢体气压治疗有利于被动进行下肢各个肌肉的收缩和舒张，预防下肢血栓形成，是产后有利的辅助治疗手段之一。

（2）术后尽早进行主动运动。如颈部运动，进行点头、抬头及左右两侧运动；扩胸运动；踝泵运动，即踝关节的跖屈、内翻、背伸、外翻组合在一起的环绕运动（图 6-1）。

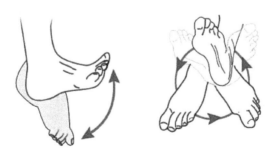

图 6-1 踝泵运动示意图

（3）活动训练顺序：靠坐→扶坐→自坐→床边坐→垂足坐。离床活动顺序：手扶床站立→帮扶站立→自己站立→床边小范围活动（坐于椅上）→床边大范围活动（扶床行走）→随意活动（室内自由行走）。第一次离床活动须由医务人员评估，家属陪同。一般产后 8 小时可以在家属的帮助下开始在床边活动，但每次活动时间不宜过长，以产妇不感到疲劳为主，逐渐增加活动量。

6. 剖宫产术后的排气

术后产妇胃肠功能从抑制到完全恢复需要一定时间，其间易出现恶心、呕吐、腹胀等胃肠道反应，影响产妇术后恢复。

术后如果产妇已经尽早、积极地进行主动活动，仍不排气，可以尝试咀嚼无糖口香糖。咀嚼口香糖可增强胃肠道活力，可以在术后 6 小时开始进行，一天 3 次，一次 20 ～ 30 分钟。

7. 剖宫产术口的护理

住院期间医生会根据术口恢复情况进行换药，如术口渗血渗液，应随时换药，正常情况下术后 10 天术口愈合后方可淋浴。

三、产后常见问题篇

1. 生理性乳胀

生理性乳胀一般发生在产后 2 ～ 5 天，表现为乳房异常胀疼，乳房表面皮肤紧绷。

小贴士 1：宝宝出生后 1 小时内开始早吸吮、早开奶、与母亲皮肤早接触，且 24 小时内做到 8 ～ 12 次或以上有效母乳喂养，可以减少生理性乳胀的发生；母婴分离者，需确保乳汁移除的有效性。

小贴士 2：切记不能给肿胀的乳房做热敷！可以用生的卷心菜、土豆片外敷或冷敷缓解乳房肿胀。

小贴士 3：不要过度按摩乳房，错误而暴力的按摩手法会对乳腺组织造成伤害。应选择到专业医疗机构设立的产后康复机构，寻求专业的母乳喂养咨询师的帮助。

2. 子宫复旧不良

女性在怀孕、分娩的过程中子宫是不断变化的，孕前它重约 50 g、长 7 ～ 8 cm、宽 4 ～ 5 cm、容量 5 ml 左右，随着妈妈们孕周一天天增加，子宫也像吹了气的气球般逐渐撑大。而宝宝刚出生时，子宫重约 1 kg，体积大约与孕 20 周（平脐）相当，为了恢复到原来的大小，子宫也会努力收缩。而子宫收缩会引起疼痛，好在这种产后宫缩痛只持续 2 ～ 3 天就会消失。

随着内容物逐渐被排出体外，子宫也开启慢慢恢复的旅程，最终恢复到孕前状态。所以，待产包中准备的产妇卫生巾不是孝敬"大姨妈"的，而是恶露专用。妈妈们需要观察恶露的颜色、量、气味变化，以便了解子宫恢复的情况。如果恶露量多于平时月经量，持续时间长而且有臭味，要及时就医。子宫复旧不良多发生在产后 2 周左右，表现为突然大量阴道流血，检查发现子宫大而软、宫颈松弛，阴道及宫口有血凝块。正常情况下子宫在产后 10 天降至盆腔内，若子宫复旧不良治疗不及时，或身体抵抗力差，少量出血有可能会发生产褥期严重感染或遗留慢性盆腔炎，若严重感染可导致子宫内膜坏死后出现大出血，严重者危及生命。建议产后 3 天内尽早进行子宫复旧治疗，预防发生子宫复旧不良。

产后 7 天内进行有效的子宫按摩能够促进子宫收缩，加快恶露排出，利于产后子宫恢复。阴道分娩 2 小时后、剖宫产 6 小时后，进行低频脉冲电刺激可以促进盆腔肌肉收缩，减少产后出血，促进恶露排出，加速子宫复旧，有效预防子宫复旧不良。

3. 腹直肌分离

在孕晚期，增大的子宫会使腹壁扩张延伸，两侧的腹直肌会从腹中线向两侧分离，称为腹直肌分离。普遍认为两侧腹直肌内侧缘间垂直距离超过 2 cm 时，即为腹直肌分离（图 6-2、图 6-3）。

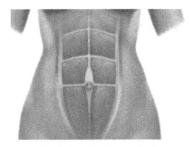 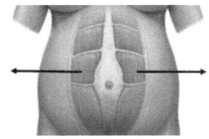

图 6-2　正常腹直肌状态　　　　　图 6-3　腹直肌分离状态

（1）腹直肌分离有什么危害？

①腹直肌分离未修复即开始做剧烈运动，会加重肌肉的分离。

②若不及时治疗，会加重腰背疼痛，长期严重的腹直肌分离有可能影响脊柱和骨盆的稳定性，改变人体整体状态，增加慢性盆腔疼痛和盆底功能障碍性疾病的风险，对日常生活造成影响。

③腹直肌分离不治疗可能会造成腹部不适，脏器脱垂。

④分离严重者，会导致尿失禁，甚至疝气。

⑤一定程度上会造成排便困难。

（2）腹直肌分离如何自查？

取仰卧位，两腿弯曲，露出腹部，食指和中指垂直探入腹部，身体放松，然后将上身抬起，感觉到两侧腹肌向中间挤压手指，如果感觉不到挤压，那么就把手指向两边挪动，直到找到紧张的肌肉（图 6-4、图 6-5）。手指测量分离宽度，2 cm 为正常范围，超过 2 cm 需要接受专业治疗。产后 42 天对腹直肌分离的产妇可行物理治疗，如手法按摩加电刺激治疗。

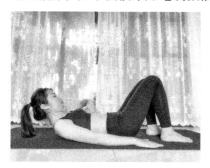

图 6-4　自查腹直肌分离示意图

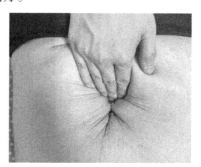

图 6-5　腹直肌分离状态

4. 盆底肌肉损伤

盆底肌肉（盆底肌），是指封闭骨盆底的肌肉群。该肌肉群如一张吊网，尿道、膀胱、阴道、子宫、直肠等脏器被这张"吊网"紧紧吊住，维持正常位置并实现其功能。

盆底肌肉损伤的症状如下。

（1）压力性尿失禁：咳嗽、打喷嚏、大笑、提重物、改变体位时，会不由自主的漏尿。

（2）盆腔脏器脱垂（如子宫脱垂、阴道前 / 后壁膨出）、大便失禁。

（3）性生活不满意：出现阴道前后壁轻度膨出、阴道黏膜干涩和菲薄，同房时疼痛，无性高潮，直接影响性生活质量。

妊娠本身对盆底功能的损伤是一个独立的因素，妊娠期间腹腔压力和盆腔脏器的重力指向盆底肌肉，加上胎儿体重和子宫重量日益增加，盆底肌肉持续受压而逐渐松弛。无论顺产还是剖腹产都会造成盆底肌肉损伤，出现盆底功能障碍。

盆底功能障碍可进行盆底康复治疗，恢复盆底功能状态，建议到专业医疗机构进行评估治疗。

5. 产后收腹带的使用

阴道分娩的产妇可根据自身情况适时使用收腹带。

剖宫产的产妇可以在术后下床活动时选择使用收腹带，防止活动时腹压增高造成腹部术口牵拉引起疼痛，避免伤口渗血及缓解疼痛。

长期使用收腹带可能会造成腹部肌肉萎缩、功能退化，使用收腹带时应该保证松紧适宜，太松达不到效果，太紧会增加腹压导致盆腔脏器脱垂。

6. 产后 42 天复诊的意义

了解子宫附件、盆底功能及机体恢复情况，根据评估结果，提出合理治疗方案。

产后 42 天复诊，到底查什么？

（1）一般情况：恶露情况、哺乳喂养情况、子宫复旧等。

（2）一般检查：血常规、尿常规、白带常规、子宫及双附件 B 超、盆底 B 超等；合并内外科疾病的产妇需进行专科化验及检查。

（3）腹部术口或会阴伤口愈合情况。

（4）盆底肌功能筛查。

（5）骨盆评估。

（6）腹直肌分离情况检测。

（7）产后心理评估。

四、科学产后康复篇

（一）产后康复的时机

（1）黄金期：产后42天至6个月内，属于产后恢复的黄金期。此时，产后的身体最为脆弱，各项身体指标均处于严重失衡状态，需要特别注意休息、饮食和运动，帮助身体恢复至孕前的状态。

（2）理想期：产后6个月至1年半以内，属于产后女性的理想恢复期。

（3）有效期：产后1年半至3年内，属于产后女性的恢复末期。在这个阶段，应进行综合调理，使身体机能达到最佳平衡状态，平稳过渡到正常生活阶段。

温馨提示：形成规律运动、健康饮食的生活方式，什么时候开始都不算晚。

（二）产后康复的计划

（1）阴道分娩：产后2小时，子宫复旧；产后4小时，产后尿潴留治疗；产后1～42天，乳腺疏通、镇痛、子宫复旧、缓解肌肉酸痛、改善便秘；产后42天后，骨盆修复、卵巢恢复、盆底功能恢复、产后塑形、改善腹直肌分离、淡化妊娠纹、缓解腰背痛、乳腺疏通；产后3～6个月，骨盆修复、盆底功能恢复、产后塑形、改善腹直肌分离、乳腺疏通、缓解腰背痛。

（2）剖宫产：产后6小时，子宫复旧；产后8小时，促进胃肠排气；拔尿管后6小时，产后尿潴留治疗；产后1～42天，乳腺疏通、镇痛、子宫复旧、缓解肌肉酸痛、改善便秘；产后42天后，骨盆修复、卵巢恢复、盆底功能恢复、产后塑形、改善腹直肌分离、淡化妊娠纹、缓解腰背痛、乳腺疏通；产后3～6个月，骨盆修复、盆底功能恢复、产后塑形、改善腹直肌分离、乳腺疏通、缓解腰背痛。

（三）产后康复的治疗

建议在居家训练前寻求专业的医师评估，避免盲目居家训练。

1. 盆底神经肌肉治疗

盆底神经肌肉治疗是通过盆底电刺激治疗仪，运用电刺激技术刺激其支配的神经和肌肉，从而增强盆底肌的收缩能力。

生物反馈（biofeedback therapy）是指通过提供反馈信息，指导患者进行正确的盆底肌训练的各种方法。指导正确的盆底肌活动，配合盆底肌训练，达到准确地收缩已松弛了的盆底肌群、提高治疗效果的目的。生物反馈能够有效地控制不良的盆底肌肉收缩，并对这种收缩活动进行改进或纠正。

家庭训练指常规居家进行盆底康复器训练，盆底康复器俗称"阴道哑铃"。由带有金属内芯的塑料球囊组成，球囊的尾部有一根细线，方便从阴道取出。其分为 5 个重量级，编号为 1 ～ 5，重量逐步增加。使用时，将其放入阴道内，通过阴道肌肉收缩，达到盆底肌肉锻炼的目的，循序渐进，逐渐增加强度和哑铃的重量。该方法简单、方便、安全、有效、无副反应，属初级的生物反馈。阴道哑铃训练相对于单纯的凯格尔（Kegel）运动，不仅可以减少枯燥乏味感，还可以增加其负重感。利用阴道哑铃进行训练时，患者通过感知阴道哑铃产生的不同方向的重力，进行盆底肌肉收缩，使阴道哑铃不脱落，达到康复训练效果。联合阴道哑铃的缩肛训练能明显提高产后盆底肌张力，利于产后盆底组织器官的功能恢复。那么，如何选择适合患者盆底肌力重量的康复器呢？标准是患者收缩其盆底肌肉时，康复器不会从阴道内脱出。一般患者肌力是 1 级，就用 1 号的康复器，依次类推。训练时从最轻或直径最大的球囊开始，患者收缩盆底肌肉使康复器在阴道内保持 1 分钟，逐渐延长保持的时间，当患者可以保持 10 分钟以上，在咳嗽、大笑、跑步等情况下仍不脱出后，逐渐增加重量或改换直径较小的球。推荐的方案为每次 15 分钟，每天 1 次，持续 3 个月，80% 的患者可获成功。盆底肌肉康复器需在正规医疗机构医护人员指导下使用（图 6-6）。

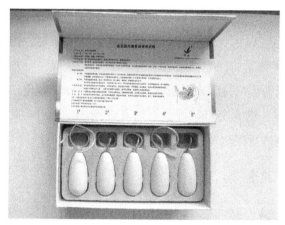

图 6-6　盆底肌肉康复器示意图

2. 中医治疗

（1）中药。中医理论认为，女子以血为本，以气为用，女性产后气血耗伤，肾气耗损，中气不足，失于固摄，或下焦运化不利，盆底功能障碍逐渐形成，以阴道松弛、脏器脱垂、尿失禁和性功能障碍为主要表现。治疗以补肾固阳、益气升阳为主。使用中药方剂配合盆底康复治疗效果较好，说明中药联合盆底康复锻炼可以相互促进，增强疗效。

（2）艾灸。艾灸可治疗产后便秘、慢性盆腔疼痛、产后宫缩痛、尿失禁等。艾灸治疗盆底功能障碍多联合其他方法，如盆底肌训练＋艾灸穴位治疗等。建议选择正规的医疗机构进行艾灸。

（3）雷火灸。雷火灸是中医传统外治法之一，除使用普通艾绒外还加入多种中药制作而成的灸条，其比普通艾条大而粗。雷火灸中的木香、沉香善行气通络止痛，茵陈善芳香燥湿，羌活善散风寒湿痹，相对于普通艾条，其火力更峻猛，药物渗透力更强，经络循行感更强。中药外治的温通是通过热效应表现出来，温度是其关键的物理因素之一。雷火灸在燃烧时温度最高可达240℃，其平均温度比普通艾灸高142℃。雷火灸属于灸疗的一种，灸疗温热刺激不但可以达到表皮，还可渗透到皮下和肌层，因此，雷火灸不仅可使脏器局部毛细血管扩张、充血，血液循环加快，还可缓解损伤后瘢痕局部因缺血引起的疼痛，加速硬结软化，缓解筋膜、韧带等粘连。雷火灸可以促进产后乳汁增多、产后收腹、子宫收缩等，缓解产后尿潴留的症状。

3. 乳腺疏通

如果遇到乳腺管堵塞，宝宝吸不出乳汁的情况，为避免乳腺炎的发生，可以到专业的医疗机构进行手法乳腺疏通，配合婴儿吮吸，解决乳腺堵塞。

4. 产后塑形

生完孩子后的你，是不是很怀念孕前凹凸有致的好身材？生完孩子后的你，是不是经常看着自己圆圆的肚子暗自叹息？

生产会对女性的身体带来很大的变化，相当一部分产妇在产后都难以恢复到孕前的身材。很多人会以为，身材变形是怀孕的必然结果，再也回不到孕前了……这种想法不知耽误了多少女性，让她们带着大大的肚子度过产后很长一段时间，甚至就这样度过余生。其实产后半年内，产妇体内新增的脂肪还处于游离状态，未形成包裹状的难减脂肪，而且皮肤弹性的修复难度较小，这段时间减肥塑身的难度很低。半年以后，随着时间的推移，塑身的难度越来越大。

产后女性最需要改变的地方分别是腹部、臀部和腿部，针对这三个部位可以进行以下锻炼。

（1）腹部锻炼。仰卧位，两臂伸直放在体侧，深吸气使腹壁下陷内脏牵引向上，吸气时肚子慢慢鼓起，然后呼气，呼气时肚子是瘪下去的。目的是运动腹部、活动内脏（图6-7）。

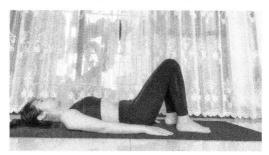

图6-7　腹部锻炼示意图

（2）腿部锻炼。仰卧位，两臂伸直平放于体侧，左右腿轮流举高与身体成直角，可以加强腹直肌和大腿肌肉力量。

（3）臀部锻炼。仰卧位，双膝屈起，双足平放，抬高臀部，使身体重量由肩及双足支持，可以加强腰臀部肌肉力量（图6-8）。

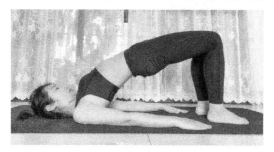

图6-8　臀部锻炼示意图

（4）低频电刺激。低频电刺激是"运动困难户"的福音，是一种辅助塑形方法。低频电刺激作用于塑形部位，能够减少局部脂肪堆积，恢复皮肤、肌肉、筋膜弹性和紧张度，达到瘦身塑形的效果。

5.缓解腰背痛

由于怀孕和分娩导致的腰背痛是很多妈妈都经历过的难以形容的不舒适感觉，缓解腰背痛的方法，除进行居家锻炼和专业的运动指导外，还需要专业的医疗帮助：生物反馈放松训练和低频电刺激。通过进行镇痛和增强腹部核心肌群训练，修复因怀孕带来的腹直肌损伤，提高腹部肌肉兴奋性，促进肌肉、筋膜、韧带及皮肤弹性的修复；缓解腰背部肌群过度拉伸，消除局部肌肉紧张，放松腰背部肌肉，缓解疼痛；通过周期变化的刺激频率，激活感觉纤维，促进内源性阿片类物质释放，减轻疼痛（图6-9）。

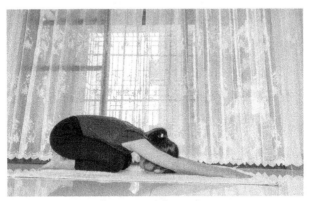

图6-9　背部拉伸示意图

6.手法骨盆修复

大多数患者由于怀孕期的体态改变、内分泌调节异常及分娩方式，其骨盆环结构损伤，缺乏重视和延误治疗时机，导致产后腰椎及髋关节活动度减小，出现腰部及下肢放射性疼痛、臀部及腹股沟局部酸胀不适等多种症状。该病伴随症状多，表现复杂，疼痛持续时间长，患者常痛苦难忍，严重影响工作状态及生活质量。通过手法骨盆修复，可以较好地缓解产妇腰骶部疼痛、耻骨联合分离痛，并改善产后身体驼背、高低肩、长短腿等姿态。

手法骨盆修复可以达到疏通经络、活血化瘀、扶正祛邪、调补肝肾、强壮筋骨的功效（图6-10）。

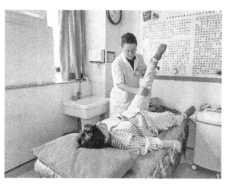

图6-10　手法骨盆修复示意图

（四）产后居家锻炼

1. 凯格尔运动（Kegel Exercise）

凯格尔运动是用来训练盆底肌肉群，以达到强化此肌肉群的目的，因为膀胱、阴道、子宫等盆腔器官是由这群盆底肌肉群（提肛肌肉群）支撑的。常用的产后康复家庭训练之一就是提肛运动，它是一种反复进行的收缩肛门动作。

（1）凯格尔运动有什么好处？促进阴道收缩，预防产后盆底功能障碍性疾病及阴道松弛；强化盆底肌肉群，以预防及治疗压力性尿失禁；增加阴道紧缩及弹性；有提臀塑腹、美化曲线的功效。

（2）凯格尔运动要怎么做？进行凯格尔运动之前，要先排空小便。放松很重要，可以平躺下来，将手放在肚子上或两侧，调整呼吸，身体完全放松。集中精力收紧你的盆底肌肉（缩肛运动），保持其他部位肌肉的放松，如感觉背部和肚子酸疼，说明动作做错。凯格尔运动在放松的状态下进行，可以坐着或躺着，坚持5秒，然后可以放松10秒左右，每天200次，不宜过多。最常见的寻找盆底肌收缩感觉就是在小便过程中中断尿流，注意感知自己是如何阻断尿流的。阻断尿流所用的肌肉就是盆底肌。当你放松盆底肌，剩下的尿就会继续流出来。

温馨提示：不要将这个中断小便的动作作为凯格尔运动的训练方法，因为在排尿过程中反复中断尿流除了会扰乱排尿神经控制，还容易造成尿路感染。

（3）盆底肌的运动是要坚持的，一般4～6周会明显感觉到肌肉紧实。坚持做才能取得最后的胜利。

2.瑜伽

近年来，瑜伽被引入医学界用来治疗多种疾病，如失眠、尿失禁、高血压、肥胖、慢性疲劳综合征、痛症等。瑜伽源于古印度，是以身体操作、呼吸调节和身心理念为主的锻炼方法。通过相应的瑜伽姿势可使盆底肌肉弹性得到强化，加强子宫收缩，防止出现子宫脱垂。产后瑜伽训练可起到加快患者盆腔血液循环，营养神经肌肉的作用。

3.其他居家锻炼项目

臀桥运动可以有效训练臀大肌，解决令人苦恼的屁股松弛、下垂等问题。平躺，双腿屈膝打开与骨盆同宽，双手自然放在身体两侧，掌心向下，脚掌踩实瑜伽垫，收紧小腿，收紧大腿内收肌，吸气，收紧臀部肌肉带动骨盆向上，感觉到臀部肌肉收缩，同时保证上半身腰部挺直，将整个骨盆往上抬，保证大腿跟小腿呈90°，此时你会感受到屁股有明显收紧的感觉。呼气，臀部缓慢往下回落，上半身直立，然后再往上抬，再往下回落。切记向下回落的时候，臀部不完全落到地面。每组做 15 个，每次做 5 ～ 8 组。

参考文献

[1] 刘国成，蔺莉 . 产科快速康复临床路径专家共识 [J]. 现代妇产科进展，2020，29（8）：561-567.

[2] 黄苏萍，朱晓红 . 雷火灸对剖宫产术后腹胀的效果观察 [J]. 黑龙江中医药，2014，43（5）：57.

[3] 王艳芽，覃莉莉，陆柳雪，等 . 雷火灸对母婴分离初产妇泌乳的影响 [J]. 中国临床新医学，2017，10（2）：174-176.

[4] 曾翠萍 . 盆底康复治疗仪对盆底功能障碍的疗效观察 [J]. 医学美学美容（中旬刊），2014（9）：614.

[5] 李洁，侯睿，梁熠，等 . 产后 6 ～ 8 周盆底功能障碍性疾病危险因素的 Meta 分析 [J]. 中华护理杂志，2019，54（8）：1241-1247.

[6] 马乐，刘娟，李环，等 . 产后盆底康复流程第一部分：产后盆底康复意义及基本原则 [J]. 中国实用妇科与产科杂志，2015，31（4）：314-321.

[7] 刘艾欣 . 生物反馈电刺激疗法及盆底肌锻炼对产后盆底肌力康复的影响 [J]. 护理实践与研究，2018，15（19）：81-83.

[8] 邹艳芬，肖枝兰 . 盆底肌肉锻炼的不同训练时机对盆底肌力的影响 [J]. 中国妇幼健康研究，2017，28（10）：1196-1198.

[9] Sobhgol Sahar Sadat, Priddis Holly, Smith Caroline A, Dahlen Hannah Grace. The Effect of Pelvic Floor Muscle Exercise on Female Sexual Function During Pregnancy and Postpartum: A Systematic Review [J].Sex Med Rev, 2019, 7（1）：13-28.

[10] 刘洋，韦建深，李志海，等 . 韦氏骨盆整复手法治疗产后骨盆环损伤综合征疗效观察 [J]. 广西中医药，2018, 41（6）：31-33.

[11] 李欢 . 探究电刺激联合腹式呼吸治疗产后腹直肌分离的临床疗效 [J]. 现代医学与健康研究，2018（7）：51.

第七章　母乳喂养

（一）母乳喂养的好处有哪些

（1）母乳含有 6 个月内婴儿生长发育所需的全部营养，容易消化吸收。

（2）母乳含有丰富的抗体，能增强宝宝的抵抗力，降低消化道、呼吸道感染及其他感染的风险。

（3）预防宝宝成年后代谢性疾病的发生，如 2 型糖尿病、肥胖等。

（4）促进宝宝智力发育和亲子关系的建立。

（5）促进子宫收缩，减少母亲产后出血；降低母亲乳腺癌、卵巢癌的发生风险；降低母亲产后抑郁的发生。

（6）环保、方便，减少家庭经济支出。

（二）黄色的初乳能给宝宝吃吗

能！初乳如金，是宝宝的第一剂"疫苗"，非常珍贵；初乳含有丰富的抗体和免疫物质，防止宝宝消化道、呼吸道感染及过敏性疾病的发生；可以促进宝宝胎便排泄，减少黄疸的发生。

（三）人工喂养的风险有哪些

（1）婴儿容易罹患腹泻及呼吸道、耳部等疾病，增加成年后慢性代谢性疾病的发生。

（2）奶粉配制比例不准确可导致婴儿肾脏负担加重或发生营

养不良。

（3）可能因过量喂养增加肥胖风险。

（4）影响亲子关系的建立。

（四）纯母乳喂养，需要给宝宝喂水吗

6个月内纯母乳喂养不需要给宝宝喂水，母乳含88%的水，即使在夏天，母乳中的水也能满足宝宝的需求。

（五）为什么要按需哺乳

按婴儿需要哺乳，宝宝饿了或母亲乳胀了就喂，不限次数和时间，称为按需哺乳。按需哺乳可以促进乳汁分泌，保证有足够的母乳；可以预防奶胀；增进母子感情；满足宝宝的生长发育需要。

（六）如何判断宝宝饿了，什么时候该喂奶了

当婴儿发出早期喂食信号时，应该尽快开始母乳喂养，哭闹不是母乳喂养开始的信号。

（1）早期信号：动来动去、张嘴、扭头、吐舌。宝宝告诉妈妈"我想吃奶了"。

（2）中期信号：伸手蹬腿、各种动来动去、啃手。宝宝告诉妈妈"我真的想吃奶了"。

（3）晚期信号：哭闹、烦躁不安、皮肤变红。宝宝告诉妈妈"请先哄我，让我安静，再喂我"。

（七）常用的喂奶姿势有哪些

常用的喂奶姿势有摇篮式、交叉式、橄榄球式、侧躺式、半躺式（图7-1至图7-5）。

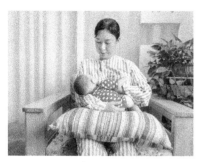

图 7-1 摇篮式：常用于足月儿

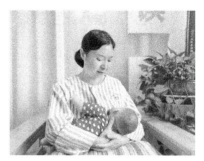

图 7-2 交叉式：适合大乳房、婴儿含接不良

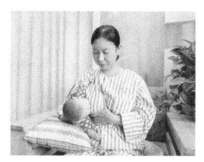

图 7-3 橄榄球式：适合双胎、低体重儿

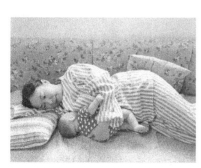

图 7-4 侧躺式：适合分娩当天、夜间哺乳

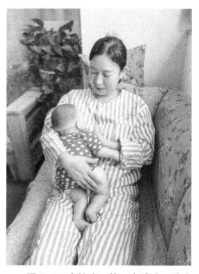

图 7-5 半躺式：第一次哺乳、乳头疼痛或乳头错觉

（八）正确哺乳姿势要点

（1）妈妈调整好体位，让自己处于舒适状态。

（2）托住宝宝的头部、肩部和臀部，让宝宝身体得到良好支撑。

（3）宝宝的头部和身体呈一条直线，并面向妈妈；身体贴紧妈妈，鼻子对着妈妈的乳头。

（4）用乳头轻触宝宝的上唇，宝宝含住妈妈的乳头及大部分乳晕。

（九）正确的托乳及含接方法

（1）托乳的要点：大拇指放在乳房的上方，食指托住乳房的根部，其他手指并拢放在乳房下方的胸壁上，手呈"C"型（图7-6）；托乳房的手不要靠近乳晕（图7-7）。

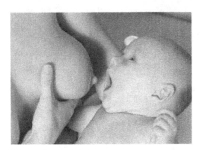
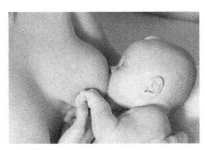

图7-6　托乳时手呈"C"型　　　　图7-7　托乳时手不要靠近乳晕

（2）正确的含接要点：张大嘴，下唇外翻，含住大部分乳晕，下巴紧贴乳房，面颊鼓起，能看到吞咽动作或听到吞咽声。

温馨提示：如果有乳头疼痛、哺乳时很累，或哺乳时间特别长，觉得宝宝没有吃饱等问题，请先调整宝宝的含接姿势，让宝宝深含乳，如果还得不到缓解，请咨询母乳喂养顾问。

（十）成功母乳喂养的方法

（1）树立信心：孕期与家庭成员共同去孕妇学校学习母乳喂养的知识和技能，取得丈夫和家人的理解和支持。

（2）认识人工喂养的风险，非医学指征不给6个月以内宝宝添加母乳以外的食物或饮料。

（3）早接触、早吸吮、早开奶；按需哺乳，24小时母婴同室。

（4）遇到问题及时向广西壮族自治区人民医院产后康复的母乳喂养顾问咨询或拨打母乳喂养热线寻求帮助。

（5）加强营养，注意休息，保持心情愉悦。

（十一）怎么知道宝宝吃饱了

可以参考表7-1判断宝宝是否吃饱。

表7-1　婴儿排便情况表

婴儿月龄	前6天						第七天至六个月
	第一天	第二天	第三天	第四天	第五天	第六天	每天6~8次或以上
小便次数	1次以上	2次以上	3次以上	4次以上	5次以上	6次以上	
小便颜色	尿呈清或淡黄色						
大便次数	1次以上	2次以上	3次以上		3次以上		出现个体差异
大便颜色	黑色或墨绿色	黑色或墨绿色	墨绿色或黄色		黄色		黄色
大便性状	软便	软便	软便		稀糊状或软便		稀糊状或软便

说明：

（1）如大小便少于上表中次数或颜色明显偏离，或出生后3～4天大便颜色还是墨绿色，视为母乳摄入不足。如出生一个星期内的宝宝出现粉红色结晶尿，表明婴儿水分摄入不足需加强喂养。

（2）生理性体重下降超过 9%，生后 7 ～ 10 天内体重仍未恢复至出生体重，或满月体重增加少于 600 克，均可视为母乳摄入不足。

（3）如果给婴儿喂母乳的同时还喂了其他液体，即使婴儿小便量够，也不能判断婴儿是否摄入足够的母乳。

温馨提示：如果母乳不足，需及时咨询专科医生或母乳喂养咨询顾问。

（十二）产后几天奶不多，够宝宝吃吗

宝宝出生头几天胃容量很小，宝宝出生时自带"粮食"，所以产后几天奶不多，宝宝也可以吃饱。但必须做到频繁有效地吸吮，宝宝每天吸吮的次数必须在 8 次以上。

新生儿胃容量：第一天 5 ～ 7 ml，相当于玻璃弹珠大小；第三天 22 ～ 27 ml，相当于乒乓球大小；第五天 43 ～ 57 ml，相当于鸡蛋大小。

（十三）夜间需要喂奶吗

夜间需要喂奶。夜间母亲催乳素分泌旺盛，是产奶的关键；夜间喂奶可减少乳胀及乳腺炎的发生，保持泌乳通畅。

（十四）宝宝不醒来吃奶，怎么办

打开包被，查看尿不湿，可唤醒宝宝；脱掉宝宝外衣，与母亲进行肌肤接触；可用手轻轻触摸宝宝的脖子、后背；如果无法唤醒，妈妈奶胀可用手挤奶或吸奶器吸奶。

（十五）乳汁不足怎么办

频繁有效的吸吮是增加奶量的关键；肌肤接触；坚持夜间哺乳；母亲适当地补充液体，如喂奶前饮一杯温开水或牛奶可增加奶量；可以吃些让母亲感到自信和放松的食物，如五谷杂粮、饮品或中药的通乳方等；保持充足的睡眠，与宝宝同步睡眠；向广西壮族自治区人民医院产后康复的母乳喂养咨询顾问寻求帮助。

（十六）每次喂奶前要清洁乳头吗

一般情况不需要清洁，妈妈乳头周围存在一些有益菌，可以帮助宝宝建立自身的肠道菌群，促进健康；在一些特殊情况下，喂奶前需要清洁乳房，如宝宝发生鹅口疮或者妈妈乳房涂抹了一些特殊药物。涂抹羊脂膏，在哺乳前也不需要清洁；过度清洁乳头易导致妈妈乳头干燥、皲裂、宝宝菌群失调等。

（十七）喂奶后要注意什么

（1）乳头移开：哺乳结束后宝宝会自行松开乳房。其他情况需要移开乳头时，可以用干净的手指从婴儿的嘴角处伸到婴儿牙龈间，然后迅速把乳头带出来，或使用拇指轻压婴儿下巴。

（2）拍嗝：喂奶后，竖着抱起宝宝，用空心拳从下往上轻拍宝宝后背，待宝宝打嗝后再将其放下平躺。

（十八）乳头皲裂怎么办

尽快找广西壮族自治区人民医院产后康复的母乳喂养咨询顾问帮忙调整宝宝含接姿势，改善因含接不良引起的乳头疼痛；先喂正常的一侧乳房，再喂患侧；喂奶结束后涂抹乳汁或乳头保护霜帮助恢复；乳头疼痛难忍时，可先将乳汁挤出来用勺子喂宝宝；乳头皲裂且发生感染时，建议到医院看专科医生。

(十九)乳头扁平、凹陷怎样进行母乳喂养

母亲可尝试半躺式、橄榄球式等喂哺体位；喂奶前母亲可以用手牵拉刺激乳头，也可用乳头吸引器将乳头吸出；婴儿的吸吮有助于母亲的乳头向外牵拉，所以不论何时，只要婴儿有兴趣，就让他试着去含接乳头；树立信心，乳房的延展性比乳头的长短、形状更为重要，因为婴儿吃奶是需要将乳头和乳晕下面的大部分乳房组织含进嘴里，乳头仅占 1/3。

(二十)乳汁淤积、乳腺炎怎么办

(1)如果哺乳前后奶胀无缓解，可能是婴儿含接姿势不正确，可到广西壮族自治区人民医院的产后康复找母乳喂养咨询顾问检查并调整哺乳及含接姿势。

(2)只要宝宝愿意吸吮，就给宝宝吸吮；如果宝宝不能或不愿意吸吮，妈妈可用手法挤奶将乳汁挤出或用吸奶器将乳汁吸出。

(3)在喂奶后冷敷乳房缓解不适感。

(4)如有发热、红、肿、痛等不适或乳腺炎发生时，及时就医，禁止暴力按摩乳房。

(二十一)母亲患感冒、季节性流感能母乳喂养吗

母乳喂养可减少婴儿呼吸道感染，因此鼓励患感冒、季节性流感的母亲进行母乳喂养；母亲在哺乳前洗手、戴口罩后可直接哺乳。

(二十二)乙肝母亲能否母乳喂养

母乳喂养并不增加乙肝母婴传播的发生率，即使"大三阳"

的携带者母亲也可以母乳喂养。产后肝功能异常需要服用药物者，可以根据医生的建议暂停母乳喂养。

（二十三）梅毒母亲能否母乳喂养

分娩前已接受过规范治疗并对治疗反应良好的梅毒母亲，排除胎儿感染后，可进行母乳喂养；如果分娩前未规范治疗或临产前 1～2 周才确诊者，建议暂缓母乳喂养，经专科规范治疗并排除胎儿感染后，可母乳喂养。

（二十四）哺乳期母亲能吃什么、不能吃什么

（1）均衡饮食。吃蔬菜和水果及含铁丰富的食物；多吃富含DHA 的食物，如深海鱼、虾等；补充维生素 D；多喝水，建议哺乳前后喝一杯温开水或牛奶等。

（2）避免烟、浓茶、咖啡、酒摄入；来源不明的食物不吃；生的或可能存在食品卫生问题的食物（过期或变质的）不吃。

（3）可以吃喜欢吃的食物，因为好的心情可以增加奶量。

（二十五）上班后如何坚持母乳喂养

母亲返回工作岗位前学会手法挤奶、吸奶器吸奶等。

（1）手法挤奶要点。

①拇指和食指分别放在乳晕上下两侧，朝胸壁方向向内挤压。

②挤压拇指和食指之间位于乳晕下面的乳房组织。

③沿各个方向将乳房中的乳汁挤出。

④挤奶不应有疼痛或不适感。

吸奶器吸奶：双边吸奶器比单边省时，双侧同时吸奶可提高吸奶量。

温馨提示：吸奶器吸奶与手法挤奶配合，能够吸出更多乳汁。

（2）安排好挤奶时间：早起30分钟左右，留出充足的时间用于哺乳或挤奶；上班时坚持定时挤奶，与婴儿喂奶频率一致。

（3）在家时坚持亲喂，刚开始上班时哺乳次数较平时更多，夜间继续按需哺乳。

（二十六）母乳储存

储奶容器应密封，可使用储奶袋、储奶瓶等容器保存乳汁。每次吸奶结束后，将储奶容器密封，使用记号笔，在标签处记下吸奶时间及奶量（表7-2）。

表7-2 母乳储存表

存储位置	温度	时间	注意事项
室内	< 28℃	4~6小时	应尽量将母乳容器加盖放置阴凉处
冷藏袋	< 4℃	24小时	尽量减少打开袋子的时间
冰箱冷藏室	< 4℃	72小时	
单门冰箱冷冻室	< −15℃	2周	不要靠近冰箱门，尽量放置冷冻室后部，温度比其他地方更稳定
双门冰箱冷冻室	< −18℃	3~6个月	
专门的冷柜	< −20℃	6~12月	

（二十七）上班后宝宝不吸奶瓶怎么办

（1）上班前2～3周可以拿奶瓶给宝宝玩，引导宝宝自主含接。

（2）家人掌握正确的瓶喂技巧。瓶喂时，应首先让宝宝像亲喂一样，半躺或坐，奶瓶不要竖得太高，让奶瓶跟宝宝的面颊水平角度呈30～45度，流速接近亲喂的速度；瓶身应该居中。

（3）创造饥饿感和重视宝宝吃奶体验。不看时间喂奶，看娃喂奶。增加宝宝活动量，创造宝宝的饥饿感，让宝宝自己决定什么时候吃奶、吃多少，这样宝宝才会对吸奶瓶有好的体验。

（4）不强行瓶喂，这样宝宝会生气，讨厌奶瓶。

（5）可以使用奶瓶以外的喂奶工具，如勺子、小口杯等。

（二十八）宝宝湿疹要停母乳吗

不需要停母乳。婴儿湿疹病因还不明确，可能与婴儿免疫系统发育未完善有关；母乳含有很多免疫因子，可促进宝宝湿疹的消退。婴儿出现较严重湿疹时，及时到医院就诊，在进行母乳喂养时，母亲避免进食豆类、海鲜等易过敏的食物。

（二十九）母乳性黄疸需要停母乳吗

不需要停母乳，除非极少见的医学情况。鼓励继续按需喂养，关注婴儿精神状态、吃奶、大小便是否正常。突然中断母乳喂养还可能由于婴儿不适应奶瓶喂养方式和配方奶的口味而导致摄入量减少，甚至可能使胆红素水平不降反而上升。

参考文献

[1] 任钰雯，高海凤.母乳喂养理论与实践[M].北京：人民卫生出版社，2018.

[2] 徐陈瑜，陈廷美，周乙华.母亲感染和母乳喂养[J].中华围产医学杂志，2019，22（7）：436-440.

第八章　新生儿护理

一、宝宝的喂养

（一）新生儿吐奶和溢奶

　　新生儿吐奶和溢奶都是指奶从宝宝嘴里面流出来的现象，只是吐奶是胃中食物被强行排出，而且量比较多；溢奶则是指食道或胃里的奶不由自主地逆流到口腔外。由于新生儿食道相对较短，胃容量小，呈水平位，出口紧，入口松，加上大脑皮层控制反射能力弱，奶水容易反流引起吐奶和溢奶。因此，喂养的过程中应注意：

　　（1）避免喂养过多、过快、过急。

　　（2）喂完奶后，常规给宝宝拍嗝或竖抱 10～20 分钟，再放到床上，头部稍抬高，采取右侧卧位。

　　（3）喂奶后不要过多翻动宝宝。

　　（4）避免喂奶时和宝宝嬉闹。

　　此外，肠梗阻、食道或胃肠道先天畸形、感染性疾病也会引起吐奶，往往吐奶比较剧烈，持续时间较长，可能伴有其他症状，需及时就医。

（二）新生儿打嗝与拍嗝

　　新生儿打嗝多数是喂养中的正常现象，因新生儿神经系统发育不完善，不能很好地协调膈肌运动，吃奶过急、过饱或吸入过多的空气及小儿哭闹等刺激膈肌阵发性和痉挛性收缩，引发打嗝。如宝宝在吃奶过程中出现打嗝，可停止喂奶，不要让宝宝一边哭闹一边吃，或给宝宝换个姿势，帮助其放松。常用拍嗝方法如下。

（1）将宝宝竖直抱在胸前，头靠在妈妈肩膀上，一只手扶住宝宝的头颈部，另一只手呈空心状轻轻拍其背部。

（2）扶着宝宝坐在妈妈大腿上，一只手支撑住宝宝的胸部和头部，另一只手轻拍其背部。

（3）让宝宝趴在妈妈腿上，一只手扶住宝宝的头颈部，使头稍高于胸部，另一只手轻拍其背部或轻轻抚摸。

（三）新生儿补充维生素 D

美国儿科学会建议所有喂哺母乳的婴儿在出生几天后应每天摄入 400 IU 口服维生素 D 滴剂，直至开始服用其他维生素强化剂。如喝配方奶的宝宝每天喝足 1000 ml 配方奶不需要额外添加，不足 1000 ml 配方奶的宝宝，每天需添加 400 IU 维生素 D 滴剂。如早产儿或有其他健康问题的婴儿可能需要额外补充维生素，请咨询医生。

（四）新生儿低血糖

新生儿血糖正常范围为 2.2 ～ 7.0 mmol/L。血糖低于 2.2 mmol/L 为新生儿低血糖，常见的原因有喂养不足、糖尿病母亲的宝宝、早产儿、低出生体重儿（出生体重不足 2500 g）等。常见新生儿低血糖表现包括以下一种或几种。

（1）精神反应不好、嗜睡、不易被唤醒。

（2）额头或者全身出汗。

（3）脸色苍白或发紫。

（4）吸吮无力或者不愿吃奶。

（5）呼吸暂停，哭声微弱或尖叫。

（6）发生惊厥。

在喂养过程中注意做到按需哺乳，注意保暖，观察低血糖的症状和宝宝的生长趋势，如果宝宝出现上述症状的任何一项，应立即就医。

二、宝宝的拉撒

（一）新生儿的大小便

观察新生儿的大小便，有利于判断新生儿的健康情况（表8-1）。

表8-1　新生儿的大小便对照表

出生天数	小便次数	小便颜色	大便次数	大便颜色
第一天	1次以上	尿呈清或淡黄色	1次以上	黑色
第二天	2次以上		2次以上	黑色或墨绿色
第三天	3次以上		3次以上	墨绿色或黄色
第四天	4次以上			
第五天	5次以上			黄色
第六天	6次以上			
第七天至六个月	6~8次或以上		出现个体差异	黄色

如出生24小时未排大小便，要及时报告医护人员，排除肠道畸形的可能。

如喂养不足，小便颜色会加深，甚至出现粉红色结晶尿，应加强喂养。

当宝宝的大便颜色、性状发生改变时，应及时求助医生。

新生儿偶尔会排出粉红色的尿，多数是由于尿液浓缩所致。随着母亲泌乳和新生儿摄入母乳增多，粉红色尿液会逐渐消失，如粉红色尿液持续出现或宝宝出现脱水症状时，应及时就医。

（二）何时更换尿布

一般建议每 2 ～ 3 小时更换 1 次尿布，选择在宝宝喂奶前或清醒后更换。宝宝大小便之后要及时更换。

更换尿布的方法：清洁双手，用柔软的湿布或湿纸巾由前向后清理宝宝臀部，或用流动的温水冲洗后用柔软的棉布或纱布轻轻拍干；注意尿布松紧度，以空出 1 个手指左右的空隙为宜，左右对称贴好腰贴固定。

为了预防尿布疹，在宝宝的日常护理中要注意以下几点。

（1）保持臀部清洁干燥。

（2）适当使用隔离护肤品，如氧化锌或凡士林。

（3）选择透气棉柔的尿布，使用中性清洗剂，减少局部不良刺激。

（4）非常严重的尿布疹或红臀可能同时伴有真菌感染，应及时就医。

（三）新生儿臀部护理

宝宝皮肤娇嫩，在粪便、尿液、含有刺激成分的清洁液等刺激下，如未及时更换尿布，加之尿液中的尿素经细菌分解产生的大量氨，或腹泻碱性物质刺激使得臀部皮肤变红，逐渐出现丘疹或疱疹等新生儿红臀现象，需勤换尿片并做好臀部护理。

（1）保持臀部清洁干燥，每 2 ～ 3 小时更换 1 次尿布，并用温水纱布擦拭。

（2）可在屁股上面涂皮肤保护剂，如油脂类物质、护臀霜、鞣酸软膏。

（3）不宜用肥皂、沐浴液、热水洗烫。

（4）如出现红臀严重或破溃时应及时就医。

（四）新生儿生殖器清洁

1. 男宝宝

（1）方法：翻开包皮将其中积垢清理干净，然后将阴茎向下压，伏贴在阴囊上，并保持阴囊干燥清洁。

（2）注意：不要用力挤压或捏宝宝的外生殖器；不要在生殖器及周围擦花露水或痱子粉；如包皮不易翻开，忌强行用力。

2. 女宝宝

（1）方法：从前向后轻轻将会阴擦洗干净，避免尿液和粪便污染。

（2）注意：不要过度清洁宝宝外阴部位的分泌物。切忌使用含药物成分的液体或皂类清洗宝宝外阴，以免过度刺激或造成过敏。

三、宝宝的沐浴

（一）新生儿沐浴

新生儿皮肤薄嫩，刚出生时皮肤表面有一层天然保护层，洗澡次数可以根据气候和家庭条件来决定。夏天每天 1 次，冬天可以隔天 1 次。如大便后特别脏，也可相应增加次数。

（1）沐浴前准备：洗澡适宜室温 26 ～ 28℃，适宜水温 38 ～ 40℃。

方法：将宝宝轻轻放进装有温水的盆中，等宝宝全身暖和并放松后，按照面部、头部、颈部、腋下、上肢、前胸、腹部、腹股沟、会阴、下肢顺序冲洗或淋浴。

（2）注意事项：洗澡最好在喂奶前或吃奶后 1 ～ 2 小时进行，时间不要超过 10 分钟，避免受凉。

（二）脐部护理

提倡脐部自然干燥法。断脐清洁消毒后用肚脐包或无菌纱布包裹 24 小时后拆掉，每日洗浴时或被大小便污染后，用 75% 酒精从脐带根部中心呈螺旋状向四周消毒脐带根部和四周皮肤。消毒时注意仔细检查脐部，一般脐带残端 3 ～ 7 天会自然脱落，超过 2 周仍未脱落、脐轮红肿、有脓性分泌物、有臭味时，建议及时就医。

四、宝宝的穿戴

（一）如何给新生儿穿衣服

保持环境温度适宜（26 ～ 28℃），将干净的衣服展平，将宝宝放在衣服上，手臂与衣袖的位置对齐，一只手从衣袖口伸进衣服轻轻抓住宝宝的小手，缓慢将宝宝手臂带出，拉直衣袖。

注意事项：如开空调或风扇，避免将风向对着宝宝；动作应轻柔，顺势牵引宝宝肢体。

（二）可以给宝宝戴手套吗

不建议给宝宝戴手套，戴手套会使宝宝的手指活动受限，影响运动和感觉神经发育；手套内若有线头脱落可能缠绕宝宝手指，影响局部血液循环，严重者可导致手指坏死；此外，手套上容易滋生细菌。

五、宝宝的睡眠

（一）新生儿的睡眠问题

睡眠是新生儿最主要的生活方式，在出生后的 1 个月内，通常每天睡眠 16 ～ 20 小时。

（1）方法：采用平卧位仰卧在较硬的床垫上，头偏向一侧，不需要垫枕头，不宜通宵开灯，也不要让宝宝含着乳头入睡。

（2）环境：建议让宝宝单独睡在与父母的床相临近的婴儿床上。最理想的室温 22 ～ 24℃，湿度 50% ～ 60%，冬季注意保暖，夏季注意通风和降温，可以使用空调和加湿器调节温湿度，但注意不要把宝宝放在空调、暖气、打开的窗口等通风设备旁；保持房间阳光充足，避免强光直射，同时门窗加纱窗等，避免蚊虫叮咬。

（3）注意：夜醒是宝宝的一种自我保护机制，温度过冷或过热、呼吸不顺畅，或肚子饿，都会夜醒。如果频繁夜醒，爸妈一定要检查睡眠环境中是否存在不利因素，如缺钙或有其他疾病。

（二）宝宝哭闹安抚技巧

要区分宝宝是生理性哭闹，还是病理性哭闹。

（1）生理性哭闹：解决宝宝哭闹最好的办法就是迅速回应，了解宝宝是否饿了、拉了、冷了、热了……及时满足宝宝需求。

安抚方法：拥抱、按摩、袋鼠式护理、播放轻音乐或白噪音、飞机抱、沐浴等。

（2）病理性哭闹：宝宝哭闹时出现痛苦表情、发热、腹泻、脸色发青、气喘等，或间歇出现嗜睡、精神不佳、食欲不振，说明宝宝身体出现了异常，要及时就医。

（3）注意：绝对不能大力摇晃宝宝，以免造成婴儿摇晃综合征。

六、宝宝的日常护理

（一）新生儿修剪指甲

宝宝在出生最初几周之内指（趾）甲长得很快，可用宝宝专用指甲刀适时修剪指（趾）甲，以免指甲过长抓伤自己；如果发现宝宝指甲周边的皮肤出现红肿、化脓等现象，及时到皮肤科就诊。

（二）新生儿的五官护理

1. 眼部

宝宝的毛巾、脸盆要专用，防止与成人交叉感染引发沙眼或角膜炎；经常为宝宝洗手，以防宝宝揉眼时污染眼睛；避免强光刺激，晒太阳时注意遮挡宝宝的眼睛。

2. 耳部

洗脸或洗澡时避免耳道进水，用干净棉签轻轻为宝宝擦洗外耳；不要随便给宝宝掏耳朵，发现外耳道红肿或流脓等异常情况应及时就诊。

3. 鼻腔

正常情况下无须清理宝宝鼻内分泌物，如宝宝鼻内分泌物过多，清理时可将消毒纱布一角按顺时针方向捻成布捻，轻轻放入宝宝鼻腔内，再按逆时针方向边捻动边向外拉，将鼻内分泌物带出；不要用硬物为宝宝挖鼻孔；慎用滴鼻剂。

4. 口腔

每次喂完奶可用消毒棉棒蘸水轻擦宝宝的口腔，早晚各 1 次；宝宝口中的"马牙"和形如"螳螂嘴"的脂肪垫均不可挑破，否则可能引起感染；不要用手指或布擦拭宝宝的口腔，以免引起破损和感染。

（三）如何抱新生儿

避免笔直竖抱宝宝！避免笔直竖抱宝宝！避免笔直竖抱宝宝！重要的事说三遍。下面介绍几种常用的抱法。

（1）横抱法（常用）：一手托住宝宝的头颈部，另一只手托住宝宝的腰部、臀部，使宝宝的头、颈、肩呈一条直线。

注意事项：保护好宝宝的脊柱。

（2）手托法：一只手托住宝宝的头、颈、背，另一只手托住宝宝的小屁股和腰。此法常用于将宝宝从床上抱起或放下。

（3）腕抱法：将宝宝的头放在臂弯里，肘部护着宝宝的头，手腕和手托住宝宝的腰和臀部，另一只手前臂绕过宝宝抱着宝宝的腿部。

（四）袋鼠式护理

将新生儿趴在母亲或父亲的胸口，以类似袋鼠、无尾熊等有袋动物照顾婴儿的方式进行护理。此法适用于所有新生儿，尤其是早产儿。袋鼠式护理可建立早期亲密亲子关系，增进情感互动，稳定宝宝的生理状况，缓解妈妈的焦虑情绪，提高母乳喂养率，增强宝宝安全感。

具体操作方法：妈妈（爸爸）采取半躺的姿势（躺椅背或床头，与地面呈 35°～60°），将宝宝赤裸、抱直俯趴在妈妈或爸爸胸怀，皮肤与皮肤，胸贴胸的亲密接触，宝宝头朝上或偏向一侧，保持宝宝气道通畅，再用大毛巾包裹保暖，如是妈妈可以同时进行哺乳，每次护理持续 1～2 小时。

七、宝宝的生理性问题护理

（一）新生儿红斑

新生儿出生几天内可能出现形状不一、大小不等、颜色鲜红的红斑，以头面部和躯干为主，可遍布全身。新生儿红斑不用处理，一般几天后即可消失。个别出现红斑伴有脱皮现象，可以适度涂抹润肤霜。

（二）宝宝乳房肿大、乳头凹陷

宝宝出生一周内通常会出现乳房肿大、乳头凹陷现象，摸起来有蚕豆或山楂大小的硬结，这些现象是胎儿期母体雌激素影响的结果，一般 2～3 周内即可自行消退，无须治疗，切忌用手挤压宝宝的乳头。

（三）宝宝的黄疸观察

生理性黄疸：出生后 3～4 天出现生理性黄疸，多在 7～10

天后消退。如发现宝宝皮肤颜色较之前明显发黄，且出现吃奶差、呕吐、大小便颜色异常等症状时，应及时就医。

病理性黄疸：常在出生后 24 小时内出现，持续时间 2 周以上，早产儿在 3 周以上；黄疸进行性加重甚至发展为核黄疸，病理性黄疸须及时治疗。

（四）新生儿湿疹如何护理

新生儿湿疹是一种常见的过敏性皮肤炎症，大多在宝宝出生 1～3 个月时出现，是多因素导致的。过敏是主要因素，建议尽量纯母乳喂养，降低过敏的风险，避免接触使宝宝湿疹加重的物品。

宝宝皮肤出现变红、脱皮，出现几个小红疙瘩等程度较轻的湿疹时，不必用药，注意避免使用刺激的洁肤用品，选择 100% 纯棉材质宝宝用物，加强皮肤保湿，同时避免让宝宝抓挠皮肤，以免挠破导致感染。如宝宝的湿疹反复发作、程度较重，须及时就医。

（五）宝宝头上的"奶痂"怎么去除

注意清洗宝宝的囟门，否则容易引起头皮的感染，继而致使病菌穿过囟门进入大脑。洗澡时涂抹宝宝专用的洗发液少许在囟门处清洗，清洗时用手指指腹平按在囟门处轻轻揉洗，不能大力按压或强力搔抓或用硬物在囟门处刮划。如积垢难除，可将蒸熟的麻油、茶油或精油涂在囟门上，2～3 小时后用无菌棉球顺着头发生长的方向擦掉（建议分次尝试是否能清除，不要心急一次过度处理或用力过猛），并用清水洗干净。

八、聪明宝宝的"变身"

（一）新生儿抚触

新生儿抚触可通过皮肤刺激将皮肤感受传导到中枢系统，从而促进血液循环，增加机体免疫力，提高应激能力，促进呼吸、循环、消化、神经系统发育，加强母婴情感交流。一般在宝宝完全睡醒时或沐浴后进行，抚触顺序为头部、胸部、腹部、上肢、下肢、背部、臀部。具体抚触步骤如下（每一个步骤可重复4～6次）。

（1）额部：双手拇指放在眉心，其余四指放在宝宝头两侧，两拇指相对由眉心向上按摩至前额发际。

（2）面部：两拇指放在下颌中央，其余四指放在宝宝脸颊两侧，双手拇指沿宝宝脸颊向外上方按摩至耳垂，画出微笑状。

（3）头部：一只手托着宝宝头颈部，另一只手的指腹从前额发际缓慢划向后发际至耳后，呈半弧形，旁开2～3 cm。

（4）胸部：双手放在宝宝两侧肋缘，交叉到对侧锁骨，避开乳头。

（5）腹部：双手交替在宝宝的腹部按顺时针方向划半圆弧形按摩，避开脐部，动作要轻柔。

（6）上肢：一手轻握宝宝的手，另一只手从肩部开始轻轻向下揉捏至手掌，用拇指、食指、中指依次揉捏宝宝手指，用同样的方法按摩另一侧上肢。

（7）下肢：用一只手轻握宝宝的脚，另一只手从大腿根轻捋、轻捏下肢，用大拇指自脚后跟推至趾跟；食指、中指按摩脚背；用拇指、食指和中指按摩宝宝脚趾。用同样的方法按摩另一侧下肢。

（8）背部：让宝宝俯卧在柔软的垫子或床上，双手平放于宝宝脊椎两侧，向左右两侧轻轻推移，从颈部向下按摩整个背部，然后用手尖轻轻按摩脊柱两边的肌肉，最后按摩臀部。

（二）新生儿智护

新生儿智护训练可促进情感交流和神经系统发育，培养宝宝良好的性格。坚持长期系统的训练，可以提高宝宝智力，让宝宝更聪明。

新生儿智护包括视觉训练、听觉训练、视听结合训练。

体格训练有全身按摩、肢体被动活动、俯卧抬头。

1. 视觉训练

（1）新生儿视觉发育的特点是集中时间较短，视力调节能力不成熟；喜欢看人脸、红球或黑白对比图等；仅能看到距离眼睛20厘米左右的活动物品。新生儿出生后视力发育很快，早期刺激有重要作用。

（2）训练方法——动作辅导。新生儿在安静觉醒状态下，母亲一手抱宝宝，另一手用红色球吸引其注视。红球的位置在距离眼睛20厘米处，从中线开始，在宝宝开始注视后慢慢向两侧移动。每次时间不宜过长，从每次20秒开始加至1～2分钟。

（3）注意事项：注意观察宝宝的反应，当宝宝出现打喷嚏、打哈欠、甚至呕吐等疲劳症状时要立即停止。

训练道具：红色海绵球。

2. 听觉训练

（1）训练要点。新生儿有听力反射，听觉发育好，特点是听阈比成人高10～20分贝，喜听高频声音。

（2）训练方法——动作辅导。给宝宝听轻柔舒缓的音乐，用适合新生儿的沙锤在距离宝宝耳旁20厘米处轻轻摇动，吸引其转头；也可由家长在小儿耳旁轻轻呼唤宝宝，吸引其转头。两只耳朵轮流进行。

（3）注意事项：摇动声音不宜过响，一侧时间不超过 30 秒，因为时间长了，宝宝易形成习惯化，即不再反应。

训练道具：新生儿沙锤。

3. 视听结合训练

（1）训练要点：视听结合训练是促进感官发育的有效方法，早期感知刺激对大脑发育有重要作用。

（2）训练方法——动作辅导。面对宝宝，距离约 20 厘米，一边呼喊宝宝，一边从中线开始，向左右 90 度缓慢移动头部，吸引宝宝追视。要求声音亲切温柔、面部表情丰富，体现出真切的爱。

注意事项：注意宝宝的状态，每次时间不宜过长。

4. 全身按摩

（1）训练要点。腹部按摩可促进肠蠕动，增进消化功能，同时还能有效达到刺激大脑的效果。按摩可以使体重增加，免疫力增强，刺激神经系统发育，增进亲子感情。

（2）训练方法——动作辅导。

面部：两手对眉弓部由内向外至太阳穴进行按摩，共做 8 次两个 8 拍。两手对鼻翼两侧由鼻根部向下进行按摩，共做 8 次两个 8 拍。

胸部：两手从胸部中间开始，避开乳头，由内向上、由外做环形按摩，共做 4 次两个 8 拍。

腹部：顺时针方向对腹部进行按摩，两手交替共做 4 次两个 8 拍。

手脚：按摩手心、足心各8次，共两个8拍，再对每个手指、足趾进行搓动，每一个部位4次共4拍。

注意事项：将宝宝放在铺着垫子或毛巾的床或台面上，室内温度适宜，宝宝穿单衣。家长要在洗手后涂上润滑的护肤油。按摩力度要适中，最好在两次喂奶中间进行。

5. 肢体被动活动

（1）训练要点。增强肌肉力量和关节活动度，使体格强壮，同时也促进大脑的发育。

（2）训练方法——动作辅导。

上肢：两手握住宝宝腕部，先平伸，再屈曲做4次两个8拍。

下肢：两手握住宝宝踝部，向上弯曲，然后伸展做8次两个8拍。

注意事项：将宝贝放在铺着垫子或毛巾的床或台面上，操作者动作宜轻柔，注意关节的保护。

6. 俯卧抬头

（1）训练要点。主动运动的发育规律是从头部开始，加强主动运动训练可开发宝宝的体格和运动能力，同时也促进大脑发育。

（2）训练方法——动作辅导。宝宝俯卧在台面上，双手托住宝宝腋下，慢慢托他抬头，可根据宝宝自身的力量逐步减轻上托的力量。每次训练1～2分钟。

注意事项：俯卧练习要在喂奶前半个小时到一小时进行，切忌在吃奶后马上做。俯卧时注意不要影响呼吸。

参考文献

[1] 陈宝英,刘宏,王书荃,等.新生儿婴儿护理养育指南[M].北京:中国妇女出版社,2018:1-72.

[2] 范玲.新生儿护理规范[M].北京:人民卫生出版社,2019:150.

[3] 范玲,张大华.新生儿专科护理[M].北京:人民卫生出版社,2020:396-398.